AF386706

# Vivre longtemps en bonne santé

## Médecine et Science de la Longévité

*L'aventure de Biophytis*

©2023. EDICO
Édition : JDH Éditions
77600 Bussy-Saint-Georges. France
Imprimé par BoD – Books on Demand, Norderstedt, Allemagne

Auteurs : René Lafont, Jean Mariani et Stanislas Veillet

Conception, rédaction & entretiens : Yoann Laurent-Rouault pour la Cat's Society
Dessins des personnages : Victoria Laurent-Rouault

Conception couverture : Cynthia Skorupa

Éditeur : Jean-David Haddad

ISBN : 978-2-38127-352-5
Dépôt légal : décembre 2023

# Vivre longtemps en bonne santé

## Médecine et Science de la Longévité

*L'aventure de Biophytis*

Entretiens avec René Lafont, Jean Mariani et Stanislas Veillet

Interviews et rédaction de Yoann Laurent-Rouault

pour JDH Éditions

en partenariat avec Biophytis

JDH Éditions

*Hippocrate & Co*

# Préface des auteurs

*René Lafont*

*Jean Mariani*

*Stanislas Veillet*

Nous avons souhaité dans ce livre partager avec nos lecteurs notre sentiment de l'urgence à mieux « traiter » nos aînés souffrant de maladies liées à l'âge, alors que le vieillissement rapide de la population mondiale entraîne une augmentation historique de ces maladies, handicapantes, et sans traitement efficace.

Cette situation n'est pas acceptable au moment même où les connaissances scientifiques accumulées sur les mécanismes du vieillissement et les maladies liées à l'âge couplées aux progrès des biotechnologies, permettent d'envisager le développement de traitements innovants, qui pourraient ralentir efficacement l'évolution de ces maladies.

Au travers de l'exemple de Biophytis, nous montrons comment il est possible de développer de nouveaux médicaments dans les maladies liées à l'âge. Nous décrivons le processus de recherche qui a permis la découverte de RUVEMBRI, le candidat-médicament de Biophytis, en développement clinique dans la sarcopénie et l'insuffisance respiratoire virale.

Nous souhaitons apporter une vision naturaliste du monde et humaniste du progrès, loin du mythe technologique des transhumanistes, pour mobiliser la société et pouvoir demain traiter avec plus d'humanité nos aînés.

René Lafont est Professeur émérite à la Faculté des Sciences de Sorbonne Université et co-fondateur de Biophytis. C'est un biochimiste et physiologiste de renommée internationale.

Jean Mariani est Professeur émérite à la Faculté de Médecine de Sorbonne Université et président du Comité Scientifique de Biophytis. C'est un médecin et neuroscientifique de renom, également spécialiste de la médecine et de la biologie du vieillissement.

Stanislas Veillet est Docteur en Génétique, co-fondateur et PDG de Biophytis. C'est un spécialiste des biotechnologies et de la santé.

# I

## Biophytis, un ancrage scientifique et familial

*Entretien avec Stanislas Veillet,*
*co-fondateur et président-directeur général de Biophytis*

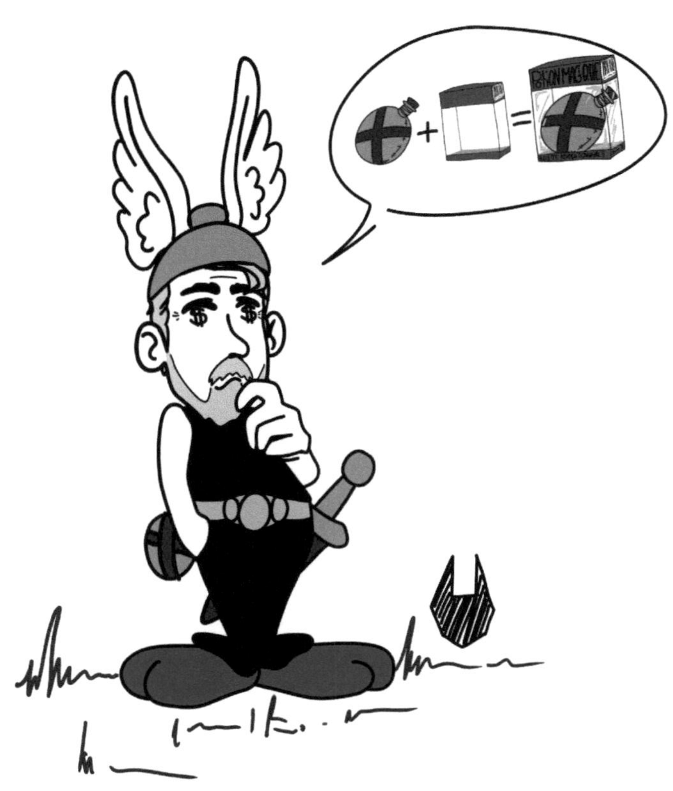

*Ce premier entretien, avec Stanislas Veillet, président-directeur général de Biophytis, a pour vocation de nous présenter la société **Biophytis**, son programme et son évolution.*

*Stanislas Veillet est docteur en génétique (1993) et ingénieur Agro ParisTech (promotion 1985), et il a occupé plusieurs postes de direction dans le domaine des biotechnologies appliquées à la recherche médicale et à la nutrition, notamment pour des groupes comme **Monsanto, Danone** ou encore **Cargill.** Il a créé **Biophytis** en septembre 2006. C'est donc en son personnage que nous trouverons l'interlocuteur principal de ce livre. Il est d'ailleurs à l'origine du projet, avec l'éditeur, économiste et sociologue Jean-David Haddad.*

*Vous découvrirez également, au fil des chapitres, les interventions de deux autres personnages clés pour le présent ouvrage, à savoir celles du professeur René Lafont et du docteur Jean Mariani, éminents professeurs et chercheurs, associés et intervenants de la biotech **Biophytis.** Ce livre a pour but de faire découvrir au public et aux actionnaires comme aux investisseurs de la société Biophytis, les avancées scientifiques considérables générées par la structure.*

*Entretien avec Stanislas Veillet, sur l'historique et sur le présent de la structure Biophytis. Août 2023. Jussieu. Siège social.*

*— Stanislas, je suis ravi de vous retrouver pour ce premier entretien à but rédactionnel, et sans plus tarder, la première question que je souhaiterais vous poser, après avoir lu un résumé de votre parcours professionnel et m'être justement documenté sur vous comme sur votre société, c'est : pourquoi vous êtes-vous intéressé particulièrement à la biologie tout au long de votre carrière ?*

**— Stanislas Veillet :** Je suis ingénieur agronome à la base, et jeune homme, j'étais vivement intéressé par les sciences et plus particulièrement la biologie. Ce qui m'a irrévocablement entraîné vers l'agronomie. Dès 1989, je me suis mis en position de passer un doctorat dans le domaine de la génétique, et plus précisément dans la génétique des plantes. Je l'ai obtenu en 1993. J'en suis venu à ce secteur de recherche particulière par suite logique : agronomie, biologie, puis génétique. C'était d'ailleurs le schéma qui était vendu par les institutions à l'époque. Ma carrière a donc commencé dans les biotechnologies végétales, et j'y ai évolué durant une dizaine d'années.

*— Ne sommes-nous pas dans ces années-là, et corrigez-moi si je me trompe, à la pleine époque du « boom » du secteur ? Avant les polémiques sur le sujet que l'on connaît et que l'on dénombre sans peine aujourd'hui ?*

**— SV :** Oui, c'est exact, c'était dans cette décennie, et je suis effectivement un des chercheurs qui a conduit d'importants travaux dans le domaine des biotechnologies végétales, d'abord dans une société qui s'appelait Cargill, puis pour Monsanto.

*— Des noms qui justement appellent la polémique aujourd'hui… et je pense plus particulièrement à celui de Monsanto… ceci jusque dans les milieux paysans, sans parler des consommateurs « éveillés » et autres écologistes convaincus…*

— **SV** : Oui, c'est vrai… un nom comme Monsanto évoque la controverse et canalise certaines peurs des consommateurs et des exploitants agricoles, qui à mon sens ne sont pas réellement justifiées, mais qui ont considérablement freiné le développement de ces technologies et la recherche européenne du secteur et plus particulièrement encore la recherche française. C'est ainsi…

— *Votre domaine de recherche à l'époque ?*

— **SV** : Je travaillais principalement sur les plantes oléagineuses, en particulier afin d'améliorer les qualités nutritionnelles des huiles. Sur le colza, le tournesol… c'était là l'essentiel de mon travail. Il s'agissait également d'améliorer leur résistance aux pathogènes en proposant de nouvelles méthodes de transgenèse ou d'amélioration des plantes. À ce moment-là, ce n'était pas encore « mal vu » de procéder à des modifications génétiques des plantes. Bien au contraire. Il y avait des centaines d'instituts en France qui travaillaient à remplacer les insecticides et les fongicides par l'apport de ces modifications génétiques. Mais, Monsanto s'est progressivement désengagé de ces recherches en Europe, malgré d'excellents résultats, à cause d'une opposition « citoyenne » à vocation éthique et traditionaliste, portée haut, le plus souvent par des figures médiatiques, comme en France par monsieur José Bové, par exemple. Pour ma part, à la suite de ces revirements, je suis allé vers des problématiques de génomique et de génétique, ayant des applications en santé humaine. Monsanto était à l'époque un groupe qui développait des biotechnologies dans tous les domaines, et qui voulait remplacer la chimie par les biotechnologies, non seulement pour modifier les plantes alimentaires, mais aussi pour créer de nouveaux médicaments. 60 % de son activité était d'ailleurs concentrée dans le secteur pharmaceutique. Monsanto était un acteur important dans l'industrie pharmaceutique, mais relativement petit à l'échelle mondiale, d'où sa fusion avec Pharmacia & Upjohn, ensemble nommé Pharmacia Corporation, qui sera ensuite lui-même racheté par Pfizer. J'ai alors rejoint le groupe Danone, sur leur proposition, pour travailler sur les aliments santé. J'ai dirigé pendant un moment une partie de la recherche de leurs laboratoires de recherche, dans un nouveau centre de recherche situé près de Paris sur le plateau de Saclay, devenu depuis un des plus grands centres de recherche, d'enseignement et de développement en France. J'ai notamment participé au développement d'un produit très connu : le Danacol. Ce « yaourt » est enrichi en phytostérols et permet de réduire le taux de mauvais cholestérol en réduisant l'absorption du cholestérol alimentaire.

*— L'anti-cholestérol de toute une génération ! Un succès à la fois médical, industriel et donc commercial…*

**— SV :** Oui, mais, aussi connu soit-il, Danacol reste un produit de prévention, qui n'agira pas réellement chez des personnes malades à risque de développer des maladies cardiovasculaires. Mais, comme vous l'avez souligné, il demeure « un classique » de l'alimentation médicale, avec des bénéfices avérés sur la santé, supporté par des études cliniques. Puis Danone a arrêté le développement de ces programmes d'aliments santé pour plusieurs raisons, en particulier en raison des coûts de développement de ces produits dans un contexte réglementaire sur les allégations santé qui se renforçait, et j'ai donc quitté Danone pour créer Biophytis.

*— À ce propos Stanislas, vous êtes le fondateur de Biophytis, ou l'un de ses fondateurs ?*

**— SV :** Je l'ai créée avec René Lafont, professeur à Sorbonne Université, doyen de la faculté de biologie, et qui travaillait alors sur des molécules qui agissaient sur le mécanisme du vieillissement. Sachant que René est un normalien, professeur agrégé, qui a passé la première partie de sa carrière à l'École Normale Supérieure (ENS), où il a dirigé un laboratoire rue d'Ulm à Paris, qui s'occupait de physiologie animale. Ensuite, il a enseigné la biochimie et la physiologie animale comparée, en faculté de sciences et de médecine. René a poursuivi de tout temps ses recherches sur les propriétés biologiques et médicinales d'une famille de molécules, les ecdystéroïdes, en parallèle de ses activités d'enseignement et de recherche. Il a d'abord étudié leurs propriétés chez l'insecte, où elles contrôlent la mue et la métamorphose, puis chez les plantes, où elles les protègent des insectes phytophages et enfin chez l'homme, chez qui des effets anabolisants ont été découverts, sans que l'on comprenne vraiment le mécanisme d'action alors que l'homme n'est pas capable de les synthétiser, comme tous les animaux vertébrés.

*— Pouvez-vous nous donner un schéma rapide pour que l'on comprenne bien les incidences et l'opportunité de ces recherches conjuguées, qui ont permis de créer Biophytis ?*

**— SV :** Nous nous sommes aperçus, à la création de la société, que les effets des ecdystéroïdes sur le métabolisme musculaire étaient d'autant plus importants que les animaux étudiés vieillissaient, en particulier lorsque les animaux devenaient obèses ou diabétiques. Ces molécules permettaient de maintenir la force et la mobilité des animaux vieillissants, qui vieillissaient en meilleure santé que leurs congénères non traités. Nous avions découvert une famille de molécules qui avait le potentiel de traiter la sarcopénie, une maladie neuromusculaire liée à l'âge qui touche plus de 30 millions de personnes dans le monde ! René avait par ailleurs constitué depuis une vingtaine d'années, une collection unique de molécules de cette famille, avec une grande diversité chimique, purifiée à partir de plantes provenant du monde entier. Il est en effet plus facile d'isoler ces molécules chez les plantes, qui les produisent en grande quantité avec une très grande diversité chimique, alors que leur synthèse chimique est par ailleurs très complexe. Nous avons pu sélectionner dans cette collection une molécule, la 20-Hydroxyecdysone (20E), qui permet avec la plus grande efficacité de stimuler la synthèse protéique dans des cellules musculaires et de maintenir la force et la mobilité chez ces animaux vieillissants. On parvient à obtenir un effet notable du traitement, quand des souris qui auraient 80 ans en âge humain, c'est-à-dire aux alentours de 24 mois pour elles, non seulement survivent en plus grand nombre avec ce traitement, mais gardent des capacités motrices impressionnantes pour leur âge. Ces études ont été à l'origine de nos premiers dépôts de brevet. Et c'est sur la base de ces résultats que nous avons développé notre principal candidat-médicament, RUVEMBRI, et positionné notre produit dans le traitement de la sarcopénie.

*— Trouver les fonds pour démarrer, ce n'était pas un problème ? Car ce genre de structure et la recherche coûtent cher dit-on…*

— **SV** : La société pendant les premières années à partir de sa création en 2006, a été financée par ses fondateurs, a eu le soutien de la Banque Publique d'Investissement (BPI), était hébergée par l'incubateur associé à Sorbonne Université, Agoranov, et a été soutenue par le réseau Entreprendre, ce qui lui a permis de poursuivre ses recherches au sein de Sorbonne Université jusqu'aux preuves de concept chez l'animal et aux premiers dépôts de brevet. Enfin, en 2008, des capitaux privés ont été apportés par des investisseurs institutionnels : la Banque Populaire (aujourd'hui NATIXIS) puis le CM-CIC.

*— Où êtes-vous basé aujourd'hui ?*

— **SV** : À Jussieu, Paris 6, dans l'enceinte de la Faculté des Sciences, dans un bâtiment où se trouvaient alors les laboratoires de recherche de René Lafont et aussi ceux de Jean Mariani, qui travaille également sur le sujet. Ce dernier a dirigé une équipe importante de plus d'une centaine de chercheurs à la pointe de la recherche sur les mécanismes biologiques du vieillissement.

*— Jean Mariani, qui est le troisième auteur de ce livre, et que nous retrouverons au gré des chapitres. Pouvez-vous le présenter au lecteur, Stanislas ?*

— **SV** : Tout à fait. Jean Mariani, médecin de formation, docteur en neurosciences, est professeur émérite de médecine à Sorbonne Université. Il a commencé sa carrière à l'Institut Pasteur au sein de l'équipe de Jean-Pierre Changeux où il a été initié à la neurobiologie et a dirigé l'Institut de la Longévité au sein de l'hôpital Charles Foix, qui réunit sur un même site des compétences scientifiques et médicales pour relever le défi de l'allongement de la vie.

*— Nous aurons l'occasion d'y revenir en détail, mais revenons-en au financement, car c'est aussi le souci de certains lecteurs, et le nerf de la guerre, Biophytis a généré un investissement de quel montant, au total, depuis sa création en 2006 ?*

— **SV** : L'investissement est pratiquement de 10 millions d'euros par an depuis le début, soit plus de 150 millions en quinze ans.

*— C'est en effet très conséquent, et c'est le lot des biotechs de générer autant de fonds ou votre secteur d'activités est-il particulièrement gourmand ?*

— **SV** : La recherche pharmaceutique coûte cher. Ce n'est pas un secret.

*— Quelles sont vos fonctions personnelles au sein de cette société ? Quelles sont vos responsabilités exactement ?*

— **SV** : Je suis président du conseil d'administration et directeur général. Je cumule les deux fonctions. Biophytis étant une petite société, je suis encore très proche des équipes de recherche et de développement de nos candidats-médicaments.

*— Votre société commercialise-t-elle actuellement un produit issu de sa recherche ?*

— **SV** : Non, pas encore, mais nous espérons pouvoir le faire très prochainement. Et à grande échelle. Et cela sera fait en partenariat avec des laboratoires pharmaceutiques qui ont une capacité de co-développement jusqu'aux autorisations de mise sur le marché et de distribution des produits dans le monde entier, ce qui est essentiel pour amortir les coûts de développement d'un nouveau médicament. Biophytis reste une société de recherche, capable de développer des candidats-médicaments jusqu'aux preuves d'efficacités cliniques thérapeutiques et de sécurité pour les patients, permettant d'obtenir les Autorisations de Mise sur le Marché (AMM) *(voir communiqué de presse du 16 août 2023 joint en fin d'entretien)*. Le développement d'un médicament jusqu'à l'AMM coûte 100 millions d'euros minimum d'investissement, en cas de succès, mais cela peut dépasser en réalité le milliard d'euros si l'on prend en compte le risque d'échec ! Ce coût exorbitant s'explique de fait par le nombre d'échecs que connaissent les biotechs en général. En ce qui nous concerne, il nous reste encore, pour le traitement de la sarcopénie, à financer ce que nous appelons la phase 3 *(cf. encadré*

*« Le saviez-vous ? » à la fin de l'entretien*) et cela appelle à nouveau un investissement de plus de 100 millions d'euros ! De manière générale, le coût total de développement d'un médicament se situe entre 1 et 2 milliards d'euros.

*— Ce sont des chiffres vertigineux que vous évoquez… et certainement méconnus par le grand public… Vous rencontrez, je le suppose, des investisseurs fréquemment, vu le descriptif que vous faites de votre poste.*

**— SV :** Oui, et il faut bien comprendre qu'une biotech marche sur deux jambes, l'une se matérialise évidemment par sa capacité de recherche, l'autre par le financement de ces mêmes recherches. Et pour avancer droit, il faut marcher sur ses deux jambes. Il ne nous est pas permis de boiter. Nous sommes, dans mon cas, en effet, loin de l'image du rat de laboratoire qui colle au chercheur. J'ai effectivement beaucoup de démarches et de tâches à accomplir et certaines n'ont rien à voir avec la recherche. La science que nous exploitons est internationale, et nous développons des médicaments pour le monde entier, pas seulement pour un pays ou une région du monde. Depuis 2015, nous sommes cotés sur Euronext et depuis 2021 au NASDAQ, et il faut s'assurer qu'il y ait un flux d'investisseurs constant, des investisseurs qui deviennent actionnaires, parce qu'ils sont intéressés par les produits que l'on développe. Sans parler du fait que beaucoup espèrent faire un profit notable à plus ou moins brève échéance.

*— Quel est le profil type de l'investisseur ? Qui investit ? Et comment cela se répartit-il ?*

**— SV :** Nous avons des investisseurs de tous types… avec une multitude de profils… des particuliers, plus de 6 000 en France, qui investissent sur l'idée du trading, et d'autres qui se sentent concernés par le sujet des maladies liées à l'âge, et qui préfèrent investir dans les biotechs plutôt que dans les fondations médicales… il y a aussi les fonds d'investissement, plutôt à l'international, aux USA particulièrement. Aujourd'hui, la société est détenue aux alentours des 10 % par les fondateurs et salariés, pour 20 % par des investisseurs européens,

20 % par des fonds institutionnels privés et le reste par des actionnaires individuels français.

*— Pourquoi votre cotation en bourse est-elle basse en ce moment ?*

**— SV :** Les biotechs souffrent actuellement et depuis plus de deux ans
d'une baisse mondiale de l'investissement dans les actions, avec une
chute historique des Bourses. Les petites sociétés biotech et tech non
profitables sont les premières cibles des retraits et plus de 40 % de ces
sociétés sont valorisées au cash… C'est la conséquence économique de
la remontée très rapide des taux d'intérêt des banques centrales américaine et européenne pour lutter contre l'inflation, elle-même causée par
la pandémie de COVID-19… mais oui, pour répondre à votre question,
l'action Biophytis et sa capitalisation est à son plus bas historique, mais
j'espère que l'on arrive au bout du tunnel et que les marchés vont re-
bondir enfin l'année prochaine, alors que l'inflation semble maîtrisée et
que les taux des banques centrales se stabilisent. De plus, les résultats
cliniques de nos candidats-médicaments dans le traitement de la
COVID-19 ou la sarcopénie parlent pour nous ! Dans les conditions
actuelles de marché, il faut avancer et être capables de montrer que l'on
peut générer un chiffre d'affaires avec nos candidats-médicaments, en
signant des partenariats avec des laboratoires pharmaceutiques qui ont
les capacités de commercialiser nos médicaments. Quand les marchés
sont en retrait, comme c'est le cas en ce moment dans le domaine, il
faut savoir gérer et réduire nos coûts, mais quand les marchés deviennent exubérants, il faut savoir s'investir dans des projets ambitieux.
C'est un équilibre à trouver sans cesse.

*— « **Les biotechs sont l'avenir de la médecine moderne** ». C'est une
phrase que j'ai relevée récemment dans la presse. Vous êtes d'accord avec cette affir-
mation ?*

**— SV :** Oui, tout à fait et c'est en fait déjà une réalité : plus de 80 %
des nouveaux médicaments commercialisés par les laboratoires pharmaceutiques ont été développés par les sociétés de biotechnologie, qui
s'appuient elles-mêmes sur la recherche académique. Mon constat est

le suivant : plus l'investissement dans la recherche en biologie sera important et plus la médecine progressera, dans tous les domaines thérapeutiques, permettant aux biotechs de développer des médicaments moins risqués et plus efficaces pour le patient. Par exemple, la molécule que Biophytis développe comme traitement de la sarcopénie et des formes sévères de COVID-19, la 20E, a fait l'objet au préalable de travaux de recherche fondamentale pendant de nombreuses années au sein de Sorbonne Université. Et le médicament qui a été développé à partir de cette molécule, RUVEMBRI, sera commercialisé par des laboratoires pharmaceutiques, nous l'espérons, dès l'an prochain pour traiter des patients hospitalisés avec des formes graves de COVID-19. Il y a de nombreuses définitions des biotechnologies, mais dans sa définition la plus large, qui est la plus prometteuse et qui fait le plus sens, il s'agit en fait de s'inspirer de la nature pour développer de nouvelles technologies, de nouveaux médicaments. C'est ce que nous faisons avec les chercheurs de Sorbonne Université, dans la tradition des naturalistes et chercheurs des XVIII$^e$ et XIX$^e$ siècles.

*— Avez-vous connaissance en France, d'une autre biotech menant des travaux similaires aux vôtres ?*

**— SV :** En France, sur la sarcopénie nous sommes les seuls à ma connaissance, et d'ailleurs une des seules au monde. Mais il y a d'autres sociétés biotechs qui travaillent sur les maladies liées à l'âge, en particulier sur la maladie d'Alzheimer, ou sur la Dégénérescence Maculaire Liée à l'Âge (DMLA), autre sujet que nous abordons nous aussi, développant un autre candidat-médicament, Macuneos (BIO201) en partenariat avec l'Institut de la Vision, un institut de recherche associé à Sorbonne Université.

*— La recherche nourrit beaucoup de fantasmes dans le grand public, qui sont complotistes pour certains éléments de ce même public, mais dans la réalité, qu'en est-il ? Est-ce que le monde scientifique travaille plutôt main dans la main et dans le partage de la connaissance, ou bien est-ce que cette fameuse guerre de positions et de chapelles existe bel et bien ?*

— **SV** : Le monde de la recherche académique est par nature très ouvert. Et j'ai pu le constater durant ces trente dernières années où Internet en particulier, a permis une sorte de libre-échange de l'information et une explosion des connaissances scientifiques accessibles, avec énormément de publications dans tous les domaines. Cependant, quand on est une société de biotechnologie, et que l'on veut développer des produits, on est obligé de protéger nos découvertes par des brevets avant de pouvoir les communiquer, à plus forte raison quand elles peuvent avoir des implications économiques. Aujourd'hui, nous avons plus de quarante brevets délivrés, et le même nombre en passe d'être délivrés, et pas seulement en France, mais aussi à l'international dans les pays développés et les BRICS (Brésil, Russie, Chine, Afrique du Sud). Prenons l'exemple de René Lafont, qui malgré l'importance de ses découvertes, sur ses trente précédentes années de carrière académique, avant la création de Biophytis, n'avait déposé aucun brevet. D'ailleurs tout cela a un coût important qu'il faut aussi bien évidemment prendre en compte. Une fois le brevet déposé, on communique dans des congrès scientifiques et on publie ensuite dans des revues à comité de lecture nos résultats et la connaissance est partagée.

— *Donc, de ce que je comprends, entre les financements et les brevets, Biophytis est internationale, avec des réseaux et des intervenants communicants ?*

— **SV** : Oui tout à fait. Sa vocation est internationale.

— *Combien de collaborateurs avez-vous en interne pour Biophytis ?*

— **SV** : Environ une trentaine de collaborateurs, biologistes, pharmaciens, médecins, financiers… Mais beaucoup d'opérations et de postes sont de fait externalisés, ceci pour deux raisons : les études cliniques, qui utilisent 80 % de nos ressources financières, par nature, ne se pratiquent pas dans un laboratoire, mais dans des hôpitaux. Et cela peut impliquer plusieurs dizaines d'établissements, privés ou publics, et ceci dans le monde entier. Nous sous-traitons donc la réalisation de ces études à des sociétés dites CRO (Clinical Research Organization), qui sont spécialisées dans ce type d'opérations. Au sein de Biophytis ne se trouvent que les personnes qui vont en termes d'opérations cliniques ou d'opérations médicales, manager ou piloter l'ensemble de ces études conduites par des CRO comme ICON ou PPD avec qui nous travaillons. La deuxième composante qui est externalisée est la production de médicaments dans des unités de production agréées aux standards pharmaceutiques, propriétés de sociétés industrielles dites CMO (Contract Manufacturing Organization). Ce qui nous permet de produire nos « candidats-médicaments », c'est le terme à ce stade de développement, alors que ces traitements n'ont pas encore d'Autorisation de Mise sur le Marché (AMM). On a en interne une équipe de pharmaciens qui s'occupe de la production des lots cliniques et des futurs lots commerciaux, en encadrant le travail de ces CMO, en particulier Seqens, une société industrielle française qui a la responsabilité de produire en France le principe actif de notre candidat-médicament. La partie commerciale est limitée aujourd'hui, puisque nous ne disposons pas encore des AMM, gérées par une Direction, dont l'activité principale est de trouver et gérer les laboratoires pharmaceutiques partenaires. Nous avons deux possibilités pour commercialiser nos produits : la première, lorsque nous avons les fameuses autorisations, c'est de trouver un laboratoire pharmaceutique qui va commercialiser et distribuer nos médicaments. C'est ce que nous avons fait en France avec un laboratoire qui s'appelle Intsel Chimos qui va distribuer dans le cadre d'un accès précoce un traitement pour des patients atteints de COVID-19 sévère. On espère obtenir l'autorisation très prochainement en France en 2024 alors que nous l'avons au Brésil, et nous pourrions ainsi traiter plusieurs milliers de personnes malades l'année prochaine. Tout est très cloisonné. La biotech se concentre sur la recherche et le développement clinique. Pour le reste, il y a des sociétés industrielles, des sociétés de service ou des laboratoires pharmaceutiques avec qui l'on travaille.

*— C'est parfait Stanislas, merci d'avoir éclairé notre lanterne sur tous ces points, et maintenant voici une dernière question : pour vous, que signifie être chercheur aujourd'hui ? Et comment peut-on décider de consacrer sa vie à une problématique particulière ?*

— **SV** : Les chercheurs sont toujours un peu modernistes et on penserait facilement que ce que l'on a inventé ces dernières années, c'est le degré ultime de l'innovation qui va changer le cours de l'humanité… Les technologues américains sont particulièrement friands de la mise en scène de ruptures scientifiques supposées, pour mieux vendre une nouvelle technologie révolutionnaire. C'est particulièrement vrai dans notre domaine, qui est celui de l'étude des mécanismes du vieillissement et de la longévité, qui tous les jours offre de nouvelles perspectives de développer de nouveaux médicaments dans des maladies liées à l'âge. La plupart de ces maladies sont sans traitement réellement efficace alors que le besoin médical est immense en raison du vieillissement de la population, et la désespérance des patients est à la hauteur de l'espoir généré par ces nouvelles approches. Aux États-Unis, il n'est pas rare de rencontrer des personnalités scientifiques ou entrepreneuriales ayant fait fortune dans la tech, qui investissent dans les biotechs conduisant des travaux sur la longévité avec une promesse révolutionnaire dite transhumaniste. On sait bien cependant que l'élixir de jouvence est connu depuis longtemps et que c'est une mystification : on est ici dans le domaine de la religion, pas de la rationalité et de la science, en décalage profond avec l'état actuel des connaissances scientifiques et des possibilités techniques. Pour ma part, j'ai une vision beaucoup plus réaliste de l'état de la science et de la médecine et je crois qu'à toutes les époques, il y a eu des innovations scientifiques et technologiques majeures qui ont changé le cours des choses et qui ont contribué à l'évolution des sociétés humaines, en particulier permettant de vivre plus longtemps, en bonne santé ! Et si je devais choisir un modèle, ce serait Pasteur. Louis Pasteur était un scientifique qui par son activité de recherche a pu transformer les connaissances en microbiologie de son temps en vaccins efficaces, une technologie à l'origine du traitement des principales maladies infectieuses, comme on a encore pu le voir lors de la pandémie de COVID-19. Je pense qu'il faut préserver cet esprit pionnier qui habitait Louis Pasteur. Un pur financier n'y arrivera pas. C'est d'abord l'idée de la science et de la technologie au service de l'homme qui doit être la motivation d'un scientifique. Et c'est ce qui me pousse. C'est peut-être aussi ma culture qui m'impacte.

— **SV** : Ma culture familiale. Mon père était chercheur en physique, dans le domaine de l'électronique fondamentale, et malgré les découvertes scientifiques de son laboratoire au CNRS, au sein de ce qui est devenu l'Université Paris Saclay, toutes les collaborations qu'il a pu avoir à l'époque, il y en a peu qui ont débouché sur de la valorisation… et je me suis toujours dit que si la science me passionnait, je voulais néanmoins m'ouvrir plus sur le monde et finalement contribuer davantage au développement de technologies utiles autant qu'au développement de la connaissance scientifique elle-même, pour que mes recherches puissent avoir un véritable impact sur la condition humaine. Je n'ai pas pu trouver ceci dans les grandes entreprises comme chez Pharmacia, Monsanto ou Cargill, peut-être un peu plus chez Danone, raison pour laquelle j'ai fondé Biophytis avec René. Je m'accroche à cet espoir que le premier candidat-médicament que nous avons développé, RUVEMBRI, va réellement traiter des patients et sauver des vies dans les années à venir. C'est possible et nous sommes très proches de réussir ce pari fait avec René il y a plus de quinze ans, en traitant dès l'année prochaine des patients hospitalisés pour un COVID-19 sévère, à risque d'insuffisance respiratoire et de décès. J'espère aussi par ailleurs que nous allons parvenir à financer la phase 3 dans la sarcopénie, car cette nouvelle pathologie identifiée finalement que très récemment touche plus de 30 millions de personnes dans le monde, dont 1 million en France, et est la première cause de handicap moteur chez les plus de 65 ans.



— **SV** : Oui, en quelque sorte, car du côté de mon père, Pierre Veillet, nous avons eu plusieurs générations de scientifiques… Mon grand-père André Veillet était professeur et normalien, et tous les frères et sœurs de mon père sont normaliens, chercheurs ou enseignants. Cela remonte loin dans la famille, puisqu'au début du XXe siècle, mon arrière-grand-père, normalien et physicien lui aussi, a débuté sa carrière en travaillant sur l'actinium au sein du laboratoire de Marie Curie, qui est un autre modèle, et quel modèle, de scientifique entrepreneuse !

C'est mon oncle par alliance, René Lafont, qui m'a amené à la biologie… À l'époque il travaillait déjà sur cette fameuse molécule… j'ai des tas de souvenirs d'enfance liés à ses travaux, notamment la chasse et la capture d'insectes dans la propriété familiale… puis, il s'est aperçu, comme d'autres scientifiques à l'époque, que ces molécules étaient présentes dans les plantes, en quantité beaucoup plus importante, et de ce jour, la cueillette a remplacé « la chasse aux papillons »… tout cela pour dire que Biophytis n'est pas née d'un hasard…

*— Merci pour ce premier entretien Stanislas, nous vous retrouverons bien évidemment tout au long de ce livre. Notre prochain entretien sera avec René Lafont et nous rentrerons avec lui dans l'aspect scientifique du sujet.*

# La biotechnologie en bref

L'OCDE définit la biotechnologie comme « l'application de la science et de la technologie à des organismes vivants, de même qu'à ses composants, produits et modélisations, pour modifier des matériaux vivants ou non vivants aux fins de la production de connaissances, de biens et de services ». La biotechnologie, ou « technologie de bioconversion », résulte d'un mariage entre la science des êtres vivants – la biologie – et un ensemble de techniques nouvelles issues d'autres disciplines telles que la microbiologie, la biochimie, la biophysique, la génétique, la biologie moléculaire, l'informatique…

## Biotechnologies « traditionnelles »

Dans la biotechnologie traditionnelle, on trouve les différents processus de fermentation connus depuis quelques milliers d'années (fermentation alcoolique, vinification, panification). De nombreuses autres technologies utilisées par l'agroalimentaire font aussi partie de la biotechnologie traditionnelle. Dans la seconde moitié du XX$^e$ siècle, d'importants progrès ont été faits dans la connaissance des rôles des protéines (signalisation cellulaire, identification des récepteurs cellulaires) et les capacités d'isoler et de purifier des protéines.

## Biotechnologies contemporaines nouvelles

Elles apparaissent à la fin du XX$^e$ siècle à la suite de la découverte de l'ADN et de l'ARN. Elles incluent la protéomique, avec le séquençage et la synthèse de protéines et peptides complexes, dont des hormones macromoléculaires, la génomique et la pharmacogénomique, mais aussi l'utilisation de sondes géniques, du séquençage de l'ADN, du séquençage d'ARN, de la synthèse d'ADN/ARN, de l'amplification d'ADN/ARN, du profil de l'expression génique et des technologies antisense qui ont permis d'élargir et accélérer les possibilités du génie génétique. Depuis le milieu des années 1990, le domaine de la transgenèse est toujours en expansion. Et des progrès sont attendus dans les domaines des nanotechnologies, de la bio-informatique et des nanobiotechnologies.

## « Healthcare biotech », « agrifood biotech » & « industrial biotech »

En Europe, des industriels et certains laboratoires ont proposé de classer les biotechnologies en catégories « colorées » :
- « Biotechnologies vertes » (d'intérêt agricole)
- « Biotechnologies rouges » (d'intérêt médical)
- « Biotechnologies blanches » (application de procédés naturels à la production industrielle)
- « Biotechnologies jaunes » (traitement et élimination des pollutions)
- « Biotechnologies bleues » (liées à l'exploitation de la diversité génétique des organismes pour créer de nouveaux cosmétiques, médicaments, produits aquacoles, agroalimentaires, etc.)
- « Biotechnologies orange » (d'intérêt pédagogique, visant à diffuser les biotechnologies)

Le saviez-vous ?

Les étapes de développement d'un médicament

Le développement d'un médicament se déroule en plusieurs étapes :

➢ Étape 1 : le développement préclinique. Il s'agit d'effectuer des essais en laboratoire sur des animaux, ceci pour évaluer la sécurité et l'efficacité du produit.

➢ Étape 2 : les études cliniques. Plusieurs phases d'essais cliniques sur des volontaires sont nécessaires pour évaluer la sécurité et l'efficacité du produit.

➢ Étape 3 : les autorisations. C'est la demande d'autorisation de mise sur le marché auprès des autorités réglementaires.

➢ Étape 4 : c'est la post-commercialisation qui passe par surveillance de la sécurité et de l'efficacité du produit après sa commercialisation.

# BIOPHYTIS en bref

BIOPHYTIS est une société de Biotechnologie spécialisée dans le développement de nouveaux médicaments pour traiter les maladies liées à l'âge, qui agissent sur des mécanismes dégénératifs associés au vieillissement.

La plupart des maladies liées à l'âge ont été identifiées au cours du siècle dernier, notamment la maladie d'Alzheimer, la principale maladie neurodégénérative liée à l'âge entraînant la perte progressive des fonctions cognitives, la sarcopénie, une maladie neuromusculaire liée à l'âge entraînant la perte de la marche, et la Dégénérescence Maculaire liée à l'Âge (ou DMLA), une maladie de la rétine entraînant la perte de la vision. Néanmoins, malgré des dizaines d'années de recherche fondamentale en biologie et médecine, la physiopathologie de ces maladies n'est pas encore bien connue. Aucun médicament permettant de bloquer efficacement l'évolution de ces maladies dégénératives n'est actuellement disponible. Les séniors malades voient leurs fonctions cognitives, physiques ou visuelles décliner d'une manière accélérée et inéluctable, les handicapant dans leur vie quotidienne jusqu'à devenir dépendants, et finissent ainsi leur vie précocement et en mauvais santé. Selon une étude des Nations Unies, la population mondiale de personnes âgées de plus de 60 ans doublera d'ici 2050, passant d'environ 962 millions en 2017 à 2,1 milliards à date donnée. En outre, les coûts des soins de santé, y compris les coûts associés aux traitements et aux soins de longue durée pour ces maladies, elles-mêmes associées à l'actuelle évolution démographique, devraient augmenter proportionnellement. Il est donc urgent d'agir pour accompagner cette transition démographique et adapter la société au vieillissement de sa population en développant des traitements innovants des maladies liées à l'âge.

Il est en particulier primordial de développer des traitements permettant de ralentir efficacement la progression des maladies et réduire le risque d'invalidité grave associée aux pathologies liées à l'âge. Et c'est sur ces points essentiels que nous dirigeons nos efforts. L'objectif de notre entreprise est de devenir une biotech de premier rang dans le domaine émergent de la science du vieillissement. Nous voulons proposer à un nombre croissant de patients séniors souffrant de ces maladies, dont les options de traitement sont limitées ou inexistantes, des traitements qui changeront leur vie positivement. Pour ce faire, nous avons constitué une équipe formée de scientifiques, biologistes, chimistes, pharmaciens, ou médecins associés à des dirigeants d'entreprise possédant une solide expérience internationale en biotechnologie et en développement de médicaments.

Pour consulter notre actualité et en savoir plus sur notre biotech, retrouvez-nous sur : https://www.biophytis.com

**Les maladies liées à l'âge**

La maladie d'Alzheimer est une maladie neurodégénérative caractérisée par une dégénérescence des neurones dans certaines régions du cerveau, en premier lieu l'hippocampe, entraînant une perte progressive de nombreuses fonctions cognitives comme la mémoire ou le langage, et une altération du comportement.

La sarcopénie est une maladie neuromusculaire liée à l'âge caractérisée par une diminution progressive de la masse et de la force musculaire entraînant une détérioration de la mobilité puis une perte de la marche. La sarcopénie peut connaître une accélération chez une personne sédentaire, ou souffrant de certaines pathologies comme l'obésité.

La Dégénérescence Maculaire liée à l'Âge, ou DMLA, est une maladie de l'œil qui résulte d'une détérioration graduelle de la macula, une petite zone située au centre de la rétine qui permet de voir avec précision les détails et couleurs. Cette dégénérescence due au vieillissement entraîne une perte progressive de la vision centrale.

# II

## Le vieillissement des cellules, des organes et des individus

*Entretien avec René Lafont*

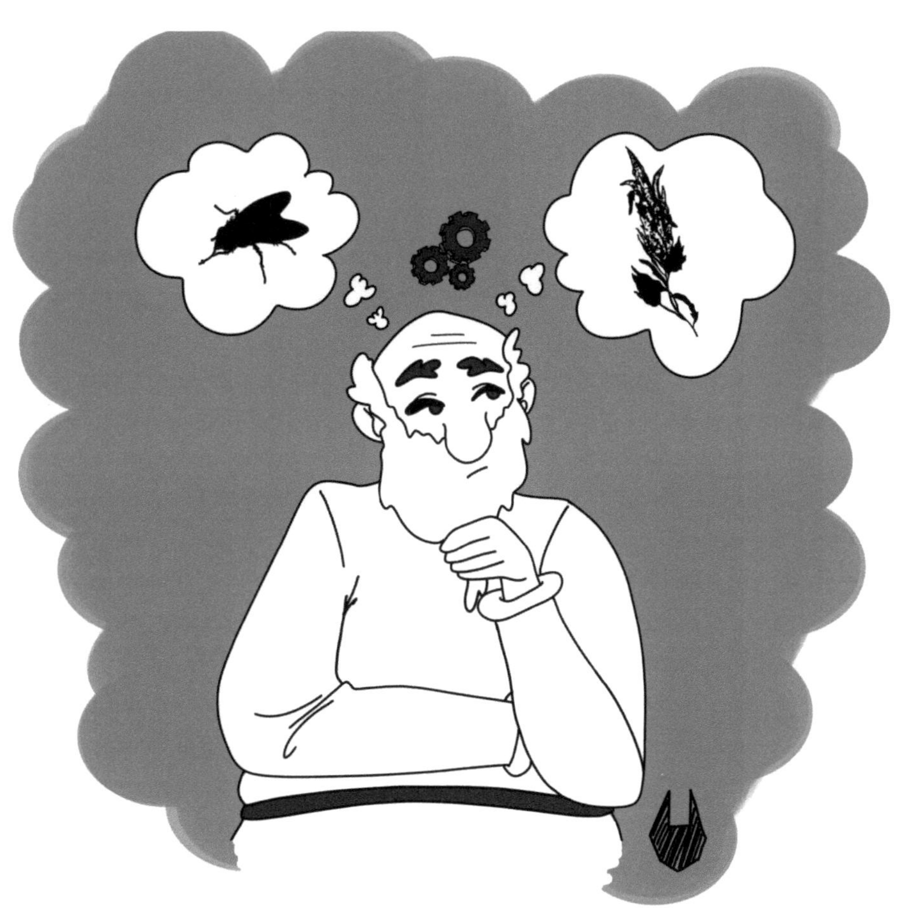

*Le professeur émérite René Lafont est un homme cultivant tout autant la science que la discrétion. Il est pourtant à la base même de la fondation de Biophytis, et il serait plus exact encore de mentionner que ses travaux en sont le point de départ. Nous allons aborder avec lui dans cet entretien, différents thèmes concernant la dégénérescence physique liée au vieillissement. Et les solutions, aides et accompagnements et le traitement que propose Biophytis. Le cours de ce professeur émérite de la Sorbonne sera magistral, soyez-en certain ! Voici donc en suivant, le verbatim d'un entretien mené en août 2023, depuis les laboratoires de Biophytis, à Jussieu.*

*— Professeur Lafont, nous allons maintenant avec vous aborder les notions du vieillissement.*

**— René Lafont :** Le vieillissement affecte l'ensemble des organes et se traduit par diverses pathologies en relation avec leurs fonctions respectives (Figure II-1). Le vieillissement musculaire et articulaire entraîne les problèmes de mobilité, il y a aussi le vieillissement cardiaque, le vieillissement pulmonaire, rénal, bref, l'usure des organes et de tous les tissus… et ce vieillissement progresse à des vitesses différentes selon les organes, les individus et leurs modes et contextes de vie. Certains individus souffriront d'un vieillissement plus rapide de leurs fonctions motrices, d'autres de leurs fonctions cognitives. L'étude du vieillissement des fonctions cognitives est d'ailleurs très « en vogue » actuellement. Cette dégénérescence redoutée provoque des pathologies multiples qui rendent les gens très inquiets quant à leur devenir. Je pense que le vieillissement neuronal est ce qui paraît le plus invalidant et inquiétant pour les populations vieillissantes.

*— D'un point de vue naturel, et même d'un point de vue culturel, le vieillissement fait partie de la vie. On passe notre temps à vieillir, depuis les premiers instants jusqu'à la fin… il s'en dégage une certaine philosophie…*

— **RL :** Effectivement, d'autant que chez l'homme, le vieillissement est progressif… alors que chez certains animaux, chez le rongeur par exemple, le vieillissement est rapide. Ces animaux restent en bonne santé tout au long de leur existence, et d'un coup, en l'espace d'un mois à peine, tout s'effondre. Ce genre de vieillissement n'est pas similaire chez l'homme. Ce qui implique d'autres études…

*— Professeur, qu'est-ce qui vous a poussé à travailler sur le sujet ?*

— **RL :** Ce choix n'était pas délibéré au départ, tant s'en faut ! Quand j'ai commencé à m'intéresser aux effets chez les mammifères des molécules que développe actuellement Biophytis, j'étais plus focalisé sur leurs effets anabolisants, sur des effets musculaires qui avaient fait l'objet de publications difficiles d'accès de l'Institut de Chimie des Substances Naturelles de Tachkent (Ouzbékistan). Ces recherches portaient sur l'amélioration des capacités physiques et des performances chez des individus jeunes et sportifs, et des rumeurs circulaient sur l'usage de ces molécules non réglementées lors de compétitions sportives par des athlètes des « pays de l'Est ». C'est par la suite, en étudiant la dégradation progressive de ces fonctions musculaires chez l'homme, que m'est apparu l'intérêt de travailler sur le vieillissement en tant que tel.
Ce qui m'a aussi conforté dans la démarche, c'est l'étude en parallèle de pathologies oculaires comme la dégénérescence maculaire liée à l'âge. Ces maladies étaient liées de près au vieillissement, et c'est donc ensuite que la sarcopénie et le vieillissement musculaire sont apparus dans le spectre des recherches. C'est plus précisément l'obésité, et son syndrome métabolique associé (l'obésité a des effets négatifs sur les fonctions musculaires – entre autres), qui m'a fait aborder la sarcopénie via l'obésité sarcopénique : en effet, les personnes obèses vieillissent plus vite « musculairement » parlant.

*— On accepte de vieillir, faute de pouvoir y couper, mais on veut vieillir mieux… c'est presque philosophique. Le parti pris n'est pas anodin, et cela peut générer des découvertes dans un avenir proche qui peuvent bouleverser l'ordre des choses… est-ce que c'est un objectif pour vous d'ailleurs, de « changer la donne » sur le vieillissement ?*

— **RL** : Oui, c'est notre objectif. Vieillir est quelque chose d'inéluc-table et l'ambition de Biophytis n'est pas de prolonger indéfiniment la durée de vie, mais de prolonger la durée de vie fonctionnelle en santé raisonnable. L'acharnement thérapeutique n'est pas l'objectif. Le constat, c'est qu'avec l'âge, les capacités intellectuelles et physiques baissent, et que si l'on parvenait à maintenir l'équilibre raisonnable-ment pendant une période plus longue, cela serait autant de gagné… c'est de ce principe que nous sommes partis.

*— Donc, là, nous sommes avec le traitement mis au point par Biophytis dans « le confort » du vieillissement et non dans le principe utopiste de « vie éternelle » ?*

— **RL** : Oui, et si l'on est logique par rapport à Darwin et à l'évolu-tionnisme, «une fois que l'individu s'est reproduit et a perpétué son ADN, sa mission est accomplie, il ne sert plus à rien»…

*— C'est un point de vue… non partagé, mais c'est un point de vue…*

— **RL** : Ce propos est bien sûr provocateur, et d'ailleurs si j'y sous-crivais, je ne serais pas ici à vous parler de mon travail chez Biophytis. Je voulais seulement évoquer que la fonction reproductrice est diffé-remment établie pour nombre d'espèces, et que souvent, une fois l'acte de reproduction accompli, le mâle meurt, et la femelle le suit après la ponte… mais cela s'applique surtout aux insectes, sur lesquels ont porté mes premiers travaux de recherche.

*— Je profite du sujet évoqué, professeur, pour me permettre une légère digression que voici, concernant le vieillissement et la « reproduction de l'espèce » : de plus en plus de femmes aujourd'hui, ont des enfants de plus en plus tard, et parfois cela semble défier les lois naturelles. Les cas sont nombreux et souvent médiatisés, et ils sont souvent loin de faire l'unanimité dans l'opinion publique, mais force est de constater qu'au bout du chemin, il y a naissance… Votre traitement permet-il ce genre de « miracle » ?*

— **RL** : Non, car le stock d'ovocytes présents à la naissance chute naturellement avec l'âge jusqu'à leur disparition totale lors de la ménopause… dans ce cas précis, nous nous approchons du problème des cellules souches et de leur disparition progressive… Chez Biophytis, nous ne sommes pas dans l'idée d'aller vers des « promesses » irréalisables. Nous travaillons pour rendre la vieillesse plus supportable pour les troisième et quatrième âges. Ces fantasmes sur l'éternelle jeunesse nuisent d'ailleurs aux travaux essentiels de la science sur le vieillissement.

*— D'après une enquête récente, et vous avez abordé le sujet au début de cet entretien, la plus grande peur concernant le vieillissement dans la population, ce n'est pas nécessairement le fait de mourir, mais de perdre la raison avant l'échéance inéluctable. Aussi, nous voyons émerger depuis quelques années le concept du « sport cérébral » en plus de celui de l'activité physique régulière, dont on ne cesse de vanter les mérites absolument sur tous les supports médiatiques. Est-ce que le meilleur des traitements contre le vieillissement pourrait « dispenser » l'individu de l'effort ? Et dans un deuxième temps, les populations sont-elles suffisamment éduquées à l'idée que « bien vieillir, c'est aussi respecter certaines lois physiques et intellectuelles » ?*

— **RL** : Sans aucun doute, il faut s'aider à bien vieillir, c'est le principe des 10 000 pas par jour… le fait d'utiliser et de solliciter avec constance ses facultés intellectuelles et motrices, c'est un entretien nécessaire pour le corps et l'esprit. Et les deux ne sont pas indépendants : des études ont montré qu'ils sont liés et qu'une activité physique régulière joue un rôle significatif sur la maintenance en bon état du système nerveux…

*— C'est ce que vous évoquez quand vous parliez dans l'entretien préliminaire, de « stress positif » ?*

— **RL** : Oui, l'exercice physique modéré représente un stress léger qui peut avoir des effets bénéfiques pour l'individu, parce que cela va stimuler les défenses de l'organisme et l'aider, en ayant un niveau de protection plus élevé, à lutter contre les facteurs du vieillissement cellulaire.



— **RL** : Tout à fait, les conditions de vie et l'environnement de l'individu jouent un rôle certain. Une pilule ne remplacera pas l'exercice, et cela à tout âge. Pour combattre la sarcopénie, il faut se battre sur trois points qui sont la qualité nutritionnelle, l'activité intellectuelle et l'activité physique. Notre produit vient renforcer le schéma protecteur, mais il n'a pas la prétention de se substituer à l'ensemble. Il est vrai que notre molécule a des effets qui se rapprochent de ceux que produit l'activité physique chez un individu, mais elle a aussi besoin de l'effort de son hôte…

*— Les cellules souches, vendues depuis longtemps maintenant comme « la solution miraculeuse » au concept de « vie éternelle », sinon au concept « d'éternelle jeunesse », qu'en pensez-vous ?*

— **RL** : Nous ne sommes pas sur ce créneau. Les travaux que nous menons sur nos molécules n'ont que très peu de liens avec les cultures et les greffes de cellules souches… Les cellules souches sont des cellules indifférenciées qui ont conservé la capacité de se multiplier, et qui sont chargées de remplacer les cellules qui disparaissent régulièrement de notre organisme, elles sont donc utilisées pour reconstruire en permanence l'organisme. On distingue plusieurs catégories de cellules-souches selon la diversité des types cellulaires qu'elles peuvent donner : cela va de cellules totipotentes à des cellules unipotentes (les cellules satellites des muscles appartiennent à cette dernière catégorie). Quand ces cellules souches se divisent, elles donnent deux cellules, dont l'une va demeurer à l'état de cellule souche et l'autre va se différencier selon l'organe où elle se situe. Normalement, suite à cette division cellulaire, le stock de cellules souches se maintient, puisqu'à chaque fois que la cellule souche se divise, elle en recrée une nouvelle.

Toutefois, avec le vieillissement, le stock de cellules souches s'épuise peu à peu et ne peut plus remplir ses fonctions. Ce schéma s'applique pour les organes qui se renouvellent, mais pas pour le système nerveux central, dont les capacités de renouvellement sont très réduites.

Le traitement mis au point par Biophytis protège les cellules de la dégradation, réduisant ainsi le recours aux cellules-souches et protégeant ainsi leur stock.

Les cellules sont soumises en permanence à différents stress, oxydatifs, chimiques, etc. ; ces stress provoquent des petits dégâts, et quand ces dégâts deviennent trop importants, la cellule devient « sénescente ». C'est un état cellulaire intéressant, car cela implique le fait que, dans un premier temps, la cellule ne se divise plus : la cellule endommagée génère automatiquement un programme qui l'empêche de se diviser. C'est là une protection contre l'apparition des cancers, parce qu'une cellule anormale qui n'arrêterait pas de se diviser serait alors susceptible de développer des tumeurs plus ou moins importantes. La cellule sénescente ne se divise plus, mais elle acquiert des capacités nouvelles, et elle va produire et sécréter des substances toxiques pour ses voisines et donc, si elle se maintient longtemps, elle va perturber ses voisines et les rendre sénescentes à leur tour. L'accumulation de cellules sénescentes finit par perturber le fonctionnement de l'organe considéré. Pour pallier cela, le système immunitaire inné va repérer et éliminer les cellules sénescentes et les mettre ainsi hors d'état de nuire. Dans ces conditions, les cellules souches effectuent alors leur travail et régénèrent ce qui manque à l'organe. Quand on commence à vieillir, le système immunitaire élimine moins bien les cellules sénescentes qui vont alors pouvoir s'accumuler, ce qui favorise des troubles de la santé. C'est ce défaut qui est responsable en partie du vieillissement des organes.

*— Votre traitement fait-il abstraction de la génétique de l'individu, j'entends par là de l'hérédité de l'individu, qui sert d'ailleurs souvent de base aux diagnostics médicaux classiques ?*

— **RL** : À ce stade, je n'ai pas d'éléments de réponse probants à fournir à votre question ; en revanche, ce que je peux dire, c'est que le vieillissement des cellules est un mécanisme universel et que notre traitement aura de toutes les manières des effets bénéfiques sur des mécanismes cellulaires du vieillissement.

Nous pouvons agir sur trois niveaux pour limiter la sénescence des organes (figure II-2) : le premier niveau consiste à protéger leurs cellules pour qu'elles ne deviennent pas sénescentes, en stimulant leurs défenses et en leur apportant des substances protectrices. La deuxième possibilité d'action, c'est, lorsque la cellule sénescente produit des substances qui perturbent ses voisines, d'inhiber ces sécrétions toxiques ou bien bloquer leur action – on empêchera ainsi leurs effets néfastes. Troisième cas de figure : il est possible de stimuler l'élimination des cellules sénescentes grâce à des substances dites « sénolytiques », même si le système immunitaire de l'individu est moins efficace. Les cellules tuées seront alors éliminées et replacées, du moins tant que le stock de cellules souches le permettra. Donc trois niveaux possibles : la prévention, l'inhibition des effets toxiques des cellules sénescentes et enfin leur destruction. Les substances sénolytiques font l'objet de beaucoup de recherches et sont vectrices de beaucoup d'espoirs pour toutes les raisons évoquées. Ce n'est pas pour autant un système miracle qui va tout changer, mais ses effets protecteurs sont indéniables même si des effets indésirables peuvent se produire.

*— C'est donc une piste importante… qui est au programme de vos recherches ?*

— **RL** : L'étude des sénolytiques n'est pas directement dans le cahier des charges actuel, et ce n'est pas ainsi que notre histoire a commencé. La molécule qui nous intéresse a été initialement étudiée dans plusieurs pays d'Europe de l'Est pour ses propriétés anabolisantes chez les sportifs de haut niveau, donc chez des individus en bonne santé pour améliorer leurs performances physiques.

*— Ce qui est presque choquant, si je comprends bien, c'est que cette recherche est tout d'abord passée par la « course aux médailles olympiques » plutôt que par l'idée même de la régulation du vieillissement et donc du confort de vieillesse !*

— **RL** : Oui, notre objectif n'est donc pas de transformer les séniors en marathoniens, mais plus modestement de protéger leurs capacités musculaires d'une dégradation qui altère progressivement leur mobilité selon un mécanisme auto-amplificateur. Cela implique de leur part une alimentation équilibrée et une activité physique raisonnable.

*— Les nutriments justement… jouent-ils un rôle complémentaire important en marge du traitement que vous avez mis au point ? Et d'ailleurs que faut-il manger pour mieux vieillir ?*

— **RL** : Oui, l'alimentation est importante à la fois sur les plans quantitatif et qualitatif. Elle doit apporter des éléments essentiels (acides aminés, acides gras essentiels, vitamines, minéraux…), dont l'assimilation peut devenir moins efficace lorsque l'on vieillit. L'apport en protéines doit être accru. En effet, pour que les protéines consommées puissent déclencher des effets anabolisants, il faut que, suite à leur digestion, la teneur en acides aminés circulant dans le sang dépasse un certain seuil, or leur assimilation est moins efficace quand on vieillit, donc on atteint plus difficilement ce seuil minimal pour induire la synthèse de protéines dans les cellules musculaires (entre autres). C'est pour cela que certains diététiciens recommandent de manger la ration quotidienne de protéines nécessaire sur un seul repas. Donc se nourrir avec suffisamment de protéines est fondamental pour freiner le vieillissement, se nourrir avec des antioxydants peut aussi avoir des effets bénéfiques, comme nous le verrons plus loin.

*— Pensez-vous que la population en règle générale, et surtout certaines catégories de la population, se nourrit mal ?*

— **RL** : Certainement, l'obésité est liée à la malbouffe… il est clair que l'évolution actuelle de la façon de se nourrir n'aide pas au maintien en bonne santé. La prévalence croissante de l'obésité en est une illustration frappante.

*— On parle beaucoup du sucre, sur la surconsommation de sucre. Quelle influence a le sucre sur l'organisme ?*

— **RL** : Les sucres (simples ou polymères) représentent une part importante de notre apport calorique journalier ; le sucre principal (le glucose) est une substance chimique réactive, car il contient une fonction chimique que l'on appelle une fonction aldéhyde, qui réagit facilement avec les fonctions amine des protéines pour s'accrocher à elles et donc provoquer une « glycation », qui les déforme et perturbe leur fonctionnement.

*— Donc le sucre est un perturbateur ?*

— **RL** : La glycation perturbe de façon indistincte les différentes protéines, et est de ce fait à l'origine de dysfonctionnements cellulaires. Cette réaction est très générale, et son importance s'apprécie sur l'hémoglobine en dosant ce que l'on appelle l'hémoglobine glyquée, qui représente un marqueur sanguin classique de diabète.

*— Revenons-en au traitement que Biophytis propose, si vous le voulez bien, Professeur, sur quel type de vieillissement, parmi les trois que vous avez cités, sont focalisées vos recherches ?*

— **RL** : Nous nous focalisons sur les tissus musculaires, et notre produit est susceptible d'avoir des effets préventifs et stabilisateurs de la sénescence cellulaire, tout en favorisant la régénération (formation de nouvelles fibres et/ou réparation de fibres partiellement endommagées – les fibres musculaires sont en effet des ensembles de grande taille comprenant de multiples noyaux, qui subissent des dommages localisés et, partant, des réparations locales).
Il serait intéressant d'aller regarder de plus près ce qui se passe au niveau osseux, au niveau des cartilages, dont la qualité est importante pour la mobilité. Diverses données de la littérature laissent espérer un effet bénéfique sur l'ostéoporose et sur le maintien en bon état des cartilages articulaires. Des effets protecteurs sur les neurones moteurs qui innervent les muscles squelettiques et provoquent leur contraction sont également possibles (c'est la composante neuronale de la sarcopénie, liée à la mort progressive de ces neurones), et nous avons des résultats qui vont dans ce sens.

Il y a aussi des travaux qui commencent à montrer des effets bénéfiques sur les maladies neurodégénératives, mais cela reste encore très limité, malgré le nombre d'études en cours… les chercheurs chinois sont particulièrement actifs dans ce domaine… ils sont en effet beaucoup plus intéressés que les Européens par les effets des substances naturelles sur la santé, mais il faut aussi dire que c'est la base de toute leur médecine traditionnelle très développée…

*— Les enjeux sur le vieillissement sont mondiaux…*

**— RL :** Absolument, avec le vieillissement des populations humaines, cela devient un enjeu de santé primordial. Cela explique les très nombreux travaux en cours sur différents modèles cellulaires et animaux de vieillissement, préalables à de futures études chez l'homme.

*— À partir de quels moments passe-t-on au test sur l'humain ?*

**— RL :** Un préalable bien sûr est d'établir des preuves d'efficacité sur des cultures cellulaires et sur des modèles animaux. Il faudra ensuite constituer un dossier préclinique qui nécessite des études toxicologiques assez poussées. Si la molécule passe le premier stade *in vitro* (tests de génotoxicité et de mutagénicité), on la testera sur des animaux par administration de doses uniques croissantes pour déterminer sa toxicité aiguë. Après sera établie sa toxicité chronique : la molécule sera administrée quotidiennement pendant des périodes définies à des animaux, et ce à plusieurs doses. On étudiera également ses éventuels effets secondaires (par exemple des dommages hépatiques). Enfin, on suivra le devenir de la molécule administrée (absorption, distribution, métabolisme et excrétion – son ADME) et, si nécessaire, l'activité de ses principaux métabolites. On recherchera également *in silico* ou *in vitro*, l'existence d'éventuelles cibles indésirables, par des tests de liaison sur de nombreux récepteurs. L'ensemble de ces données constituera le dossier qui sera soumis pour obtenir l'autorisation de réaliser la phase 1 qui amène des administrations uniques ou répétées à des individus en bonne santé qui seront elles aussi précautionneusement analysées. Les processus sont donc longs et complexes, mais cela se justifie par le principe de précaution. Le bilan positif de la phase 1 enclenchera la suite. Cette première phase est d'ailleurs entièrement tournée sur le risque et non le bénéfice de l'administration du traitement et est réalisée sur des volontaires sains. On n'y recherche pas l'efficacité. Ensuite viendra la seconde phase clinique, qui nécessitera un dossier encore plus détaillé, et consistera à tester l'administration du produit sur un panel de patients.

*— La phase 3 vise à la commercialisation ?*

**— RL :** Sur la base des résultats positifs de la phase 2, des études encore plus poussées et plus complètes seront réalisées : l'idée est d'affiner le système et de rechercher et démontrer le résultat grâce à des panels de patients mieux ciblés et ce n'est qu'ensuite qu'une autorisation de mise sur le marché (AMM) pourra être soumise aux autorités de Santé.

*— Merci de cet entretien, Professeur, merci de ces précisions sur la recherche que mène Biophytis, nous vous retrouverons également, tout comme Stanislas Veillet, sur d'autres chapitres de ce livre.*

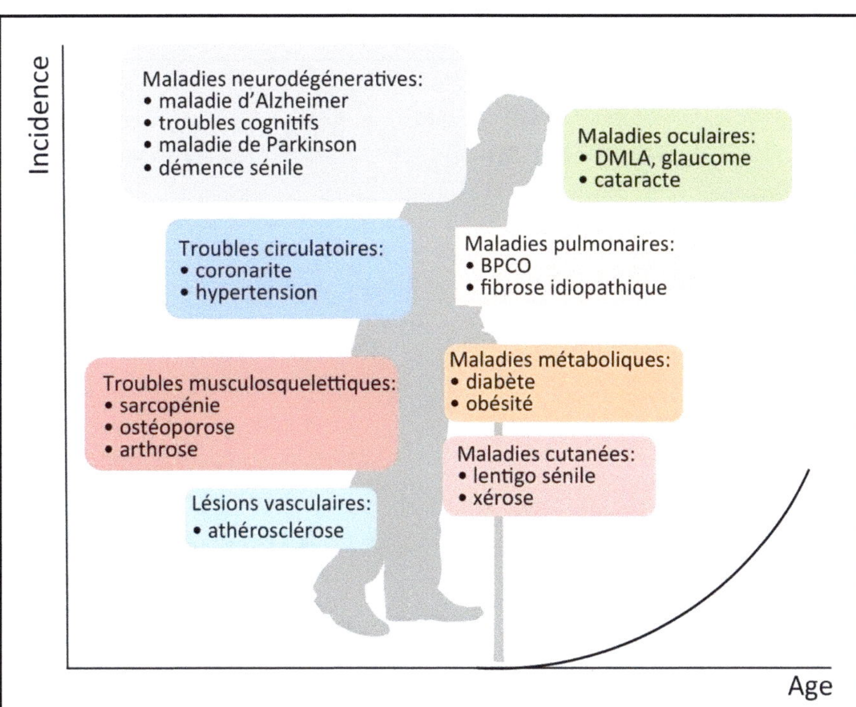



**Figure II-1.** Tous les organes sont susceptibles de vieillir et cela se traduit par un ensemble de maladies dégénératives selon la nature des organes concernés. (Adapté d'après Liu et al., 2019.)

BPCO : bronchopneumopathie chronique obstructive

DMLA : Dégénérescence Maculaire liée à l'Âge

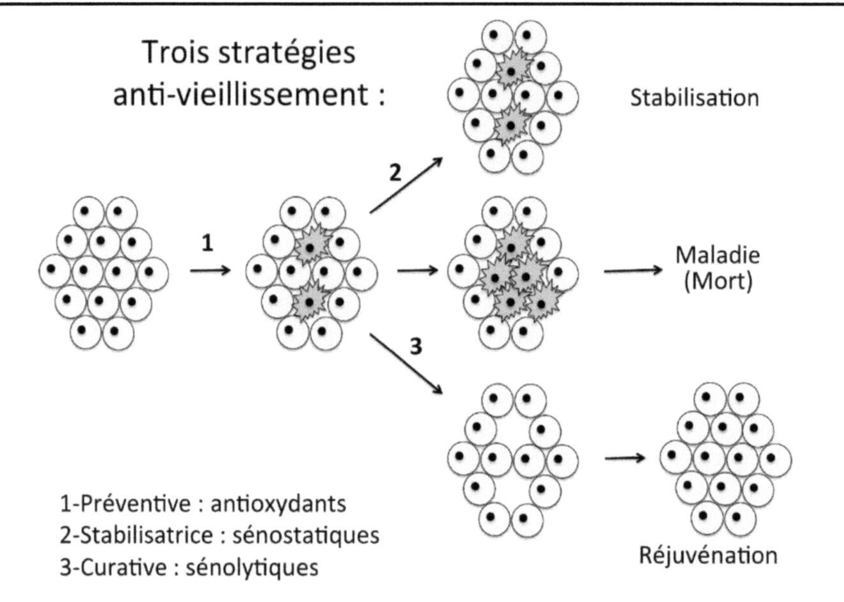


**Figure II-2.** Trois stratégies de lutte contre le vieillissement (voir texte pour explications). La stratégie 1 est très générale et s'applique aussi à la protection des cellules différenciées. En les protégeant, elle réduit la sollicitation des cellules souches pour le remplacement des cellules mortes.

# Encadré II-1. La mort cellulaire

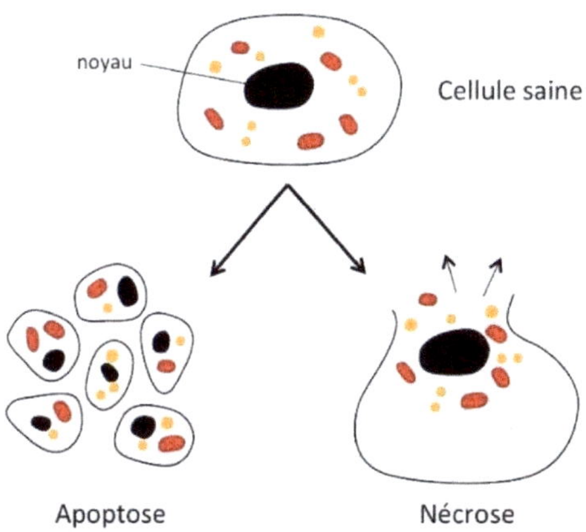



Lors du renouvellement régulier des cellules différenciées constituant nos différents tissus, les cellules « vieilles » vont mourir par « apoptose » ou suicide cellulaire. Il s'agit d'une mort « propre » ou « silencieuse » qui suit un programme précis aboutissant à la fragmentation de la cellule sous forme de corps apoptotiques entourés d'une membrane qui seront phagocytés par les cellules voisines, par des globules blancs polynucléaires ou par des macrophages. Cela concerne des cellules individuelles au sein de l'organe considéré et procède de l'homéostasie tissulaire régulant la taille des organes. L'apoptose se produit également au cours du développement (embryonnaire) pour éliminer des structures transitoires devenues inutiles. C'est ainsi que notre main possède des doigts indépendants au lieu d'être palmée, ou que les grenouilles ne conservent pas la queue de leurs têtards.

Il existe un second processus de mort cellulaire faisant suite à un traumatisme important (blessure, brûlure, choc, rayonnements, substances toxiques, agents pathogènes…) qui concerne localement des groupes de cellules. Il s'agit de la « nécrose », lors de laquelle les cellules éclatent et libèrent leur contenu, en particulier des enzymes, ce qui va provoquer une réponse inflammatoire activant le système immunitaire (ce qui n'est pas le cas de l'apoptose).

# Encadré II-2. Cellules satellites
## et autres cellules souches musculaires

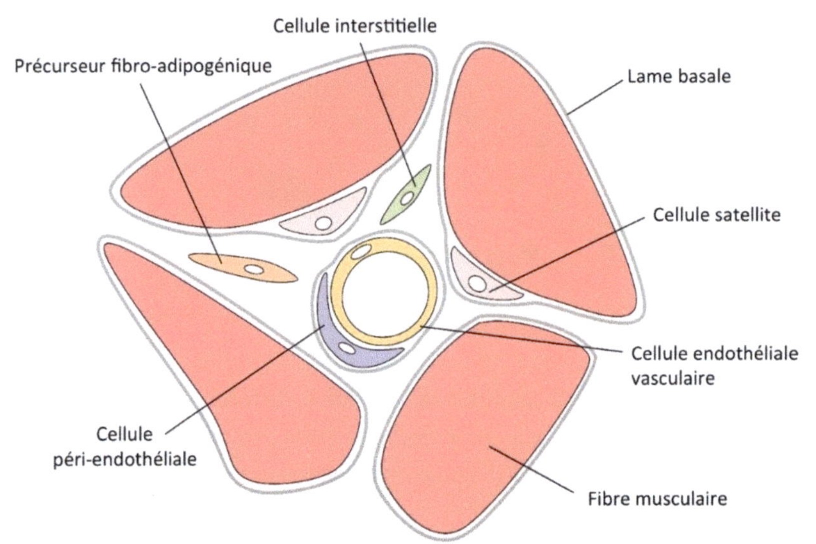



Les cellules satellites sont logées sous la lame basale qui entoure les fibres musculaires. Ce sont des cellules souches unipotentes. Entre les fibres, on trouve des capillaires sanguins, composés de cellules endothéliales et de cellules périendothéliales dont certaines sont des cellules souches myogéniques. D'autres cellules interstitielles ont également des propriétés myogéniques. Cet espace contient enfin des précurseurs fibroadipogéniques, capables de se différencier en fibroblastes ou en adipocytes. Avec l'activité réduite des cellules satellites, ils vont être à l'origine de la fibrose musculaire lors de la sarcopénie, ainsi que l'infiltration graisseuse chez l'obèse sarcopénique (redessiné d'après Chazaud, 2018).

# III

## Les stress et comment s'en protéger

*Entretien avec René Lafont*

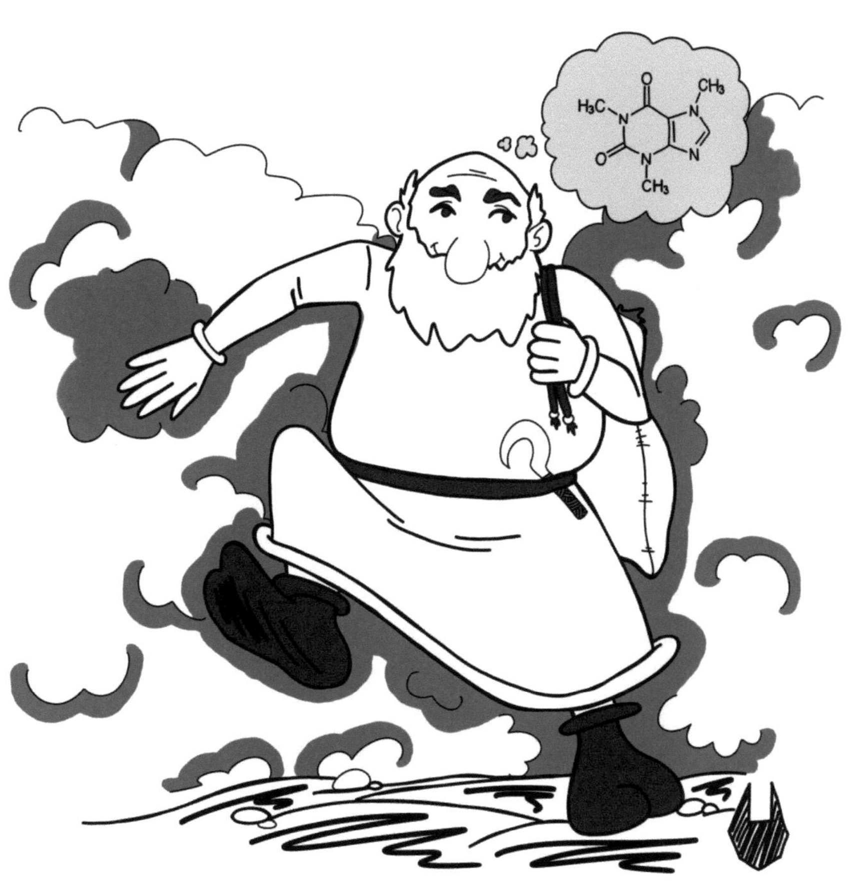

*— Donc, au chapitre précédent, Professeur, nous étions partis de l'idée que les cellules de l'organisme sont renouvelées périodiquement, plus ou moins vite selon les organes. Nous poursuivons donc notre feuille de route, et nous ferons étape dans le monde fascinant des plantes où le lecteur pourra découvrir quelques notions et informations incroyables. Mais revenons tout d'abord au vieillissement cellulaire.*

— **RL :** Oui, certaines cellules sont soumises à des stress très forts, comme les cellules de la paroi de l'intestin ou des poumons par exemple, qui sont renouvelées après quelques jours, tandis que d'autres types cellulaires comme les neurones vivent très longtemps. C'est extrêmement variable selon les contraintes et les stress auxquels les cellules sont exposées dans l'organisme.

*— Est-ce que l'on sait pourquoi les cellules de certains organes se renouvellent plus vite que d'autres ?*

— **RL :** C'est parce que ce sont des cellules soumises à des stress plus forts, tout simplement, par exemple à cause de la présence des enzymes digestives, pour les cellules de l'épithélium intestinal.

*— Les cellules des poumons sont donc soumises à ce que l'on respire, citons les fameuses particules fines, par exemple ?*

— **RL :** Oui, tout à fait, les cellules de l'épithélium pulmonaire sont en première ligne, car elles sont soumises à l'attaque des polluants, des particules fines ou des fumées de cigarette, comme dans votre cas. S'agissant de notre peau, le problème est différent car la couche externe est constituée de cellules déjà mortes qui se desquament sans qu'on s'en aperçoive véritablement, sauf dans certains cas.

*— Oui, un coup de soleil ou du psoriasis, par exemple ?*

— **RL** : Tout à fait. Les stress auxquels sont soumises les cellules peuvent être extrêmement importants. Pour la peau, ce seront les UV, les brûlures, les blessures. Pour les cellules musculaires, ce seront les stress mécaniques qu'elles subissent lors d'exercices trop intenses. Le renouvellement cellulaire pour un sportif sera plus fréquent que pour quelqu'un qui ne pratique pas, ou peu, l'exercice physique. Quand la cellule stressée subit des dégâts, il y a deux possibilités. Soit les dégâts sont légers et la cellule les répare elle-même. Soit elle est trop abîmée et en conséquence elle meurt. J'évoque ici un principe de base. Pour réparer les dégâts, la cellule possède un certain nombre de mécanismes qui peuvent éliminer ce qui est abîmé, et ils remplacent ce qui est périmé par du neuf. C'est l'idée du renouvellement, qui se fait par un processus qu'on appelle l'autophagie : la cellule isole et mange une partie d'elle-même. Et donc elle en récupère les éléments constituants.

*— Les cellules sont cannibales en quelque sorte ?*

— **RL** : Pas exactement, elles absorbent et renouvellent des parties d'elles-mêmes. C'est différent du cannibalisme d'une cellule par une autre, ce que peuvent réaliser certaines cellules immunitaires comme les macrophages.

*— Cette « autophagie » ne peut être que cellulaire ?*

— **RL** : Elle peut se faire aussi à l'échelle des organites à l'intérieur de la cellule, comme les mitochondries, qui en sont les centrales énergétiques. Elles sont soumises à des stress liés à leur fonctionnement. Les mitochondries endommagées peuvent donc être éliminées par autophagie, tandis que les mitochondries en bon état pourront se diviser pour les remplacer. Ce qu'il faut bien comprendre, c'est que l'autophagie est à l'échelle d'un morceau de cellule, non à l'échelle de la molécule. La cellule se contente donc de digérer et récupérer les constituants élémentaires. L'autophage n'est pas le seul mécanisme possible. Il existe ainsi des mécanismes de réparation spécifiques pour les protéines : quand une protéine est dénaturée par un stress (une température élevée par exemple), elle va être « débobinée » (perdre sa structure tridimensionnelle nécessaire à son activité), et du coup elle peut être remise sous sa bonne forme par des protéines particulières, que l'on nomme des protéines chaperons (encadré III-1).

*— Comme le conte ? Par analogie ?*

— **RL :** Oui, un chaperon pourrait aussi se nommer « capuchon ». Ces protéines chaperons sont là pour aider les protéines dénaturées à retrouver leur bonne conformation. C'est quelque chose d'assez fabuleux !

*— Depuis quand exactement, recherche et médecine maîtrisent ces notions issues de l'infinemment petit et pourtant éminemment fonctionnel ?*

— **RL :** Je ne pourrais pas vous donner de mémoire les dates précises, mais c'est à partir des années cinquante que ces recherches sont nées. Les études sur la petite mouche du vinaigre, la drosophile, ont beaucoup apporté dans ce domaine, mais pas uniquement. Elles ont été à la base de nos connaissances sur les mécanismes moléculaires du développement embryonnaire par exemple et sont aussi utilisées comme modèles pour diverses maladies humaines… mais encore une fois, tout n'a pas été « révélé » d'un coup !

*— Un exemple d'observation frappante chez la mouche drosophile ?*

— **RL :** Volontiers ; par exemple, lorsque l'animal est soumis à une forte chaleur, ses cellules arrêtent de produire les protéines « ordinaires » pour produire des protéines dites de « choc thermique » ou protéines de stress. Ces protéines de stress vont en particulier servir de chaperons pour aider les protéines « ordinaires » dénaturées par la forte température à retrouver leur forme tridimensionnelle initiale. Ce système de défense est présent chez toutes les formes de vie.

*— Universel ? Comme pour la notion de stress finalement ?*

— **RL** : Oui, la notion de stress est générale. Le mot en français est un peu ambigu. Dans notre langue, il peut traduire à la fois la cause et son effet. Alors que les Anglo-Saxons font le distinguo entre les deux (« stress » et « stressor »). Au départ, le mot « stress » désignait une contrainte, et était utilisé pour qualifier la déformation des matériaux soumis à des contraintes mécaniques.

*— Ce qui nous ramène aux vieillissements divers et variés, des matériaux comme de l'homme…*

— **RL** : Oui… le stress majeur identifiable est le stress oxydant. Il est lié à l'oxygène. À la respiration. La respiration revient à oxyder des molécules organiques pour former du gaz carbonique et de l'eau. Celle-ci est formée à partir de l'oxygène respiré et des atomes d'hydrogène contenus dans les différents substrats énergétiques. Pour transformer l'oxygène en eau, il faut faire une réduction de l'oxygène qui se produit en quatre étapes. On ajoute successivement quatre électrons qui sont…

*— Je vous coupe, Professeur, pour ne pas perdre le lecteur, nous le renvoyons vers les figures III-2 et III-3. Ces quatre électrons, donc ?*

— **RL** : D'accord, effectivement, cela sera moins rude pour nos lecteurs… (*rire*) Ces quatre électrons sont donc ajoutés l'un après l'autre au niveau des mitochondries qui sont les centrales énergétiques et sont en charge de la respiration cellulaire. C'est au cours de cette réduction que se forment un certain nombre d'espèces moléculaires intermédiaires. Ici, je vous renverrai aux schémas qui documenteront ce passage de l'entretien. Tout se fait normalement sans que ces intermédiaires s'accumulent, mais en fait ce mécanisme n'est pas parfait. Dans un certain nombre de cas, il y a des « fuites ». Les intermédiaires s'accumulent et c'est ce qu'on appelle les espèces réactives de l'oxygène (ERO), qui sont à l'origine des dommages oxydatifs. Lorsque ces espèces intermédiaires s'accumulent, elles peuvent abîmer les molécules à leur contact. Donc cette accumulation est une source générale de dégâts intracellulaires, elle est d'autant plus forte que les mitochondries vieillissent elles aussi, et du coup la réduction de l'oxygène marche moins bien, et les espèces intermédiaires peuvent s'accumuler. Ces dangers sont normalement contenus par des enzymes chargées de dégrader ces intermédiaires toxiques.



— **RL** : Tout à fait, cela peut aller jusqu'à provoquer des coupures dans l'ADN, et bien d'autres choses. Tout se dérègle alors, puisque les molécules que la cellule fabriquera seront abîmées à la base et donc moins fonctionnelles. Bien sûr à chaque fois, certaines réparations sont possibles, mais cela reste toutefois limité. Lorsque les cellules ne sont pas réparables, la mort devient la seule issue.

— *Quand le déséquilibre est là, il est là, en gros. La première conséquence dans l'organisme ?*

— **RL** : L'accumulation de déchets susceptibles de troubler le fonctionnement des cellules/organes.

— *Aujourd'hui, la biologie est en mesure de pallier ce problème ?*

— **RL** : Alors, oui, disons dans une certaine mesure. On connaît les enzymes qui permettent de réparer les cellules et on peut stimuler leur production. On peut aussi réduire les dommages que peuvent provoquer les espèces activées de l'oxygène en consommant dans notre alimentation des substances « antioxydantes ».

— *Lesquelles ?*

— **RL** : Les molécules contenues dans les fruits rouges par exemple, ou la vitamine C… ont des propriétés antioxydantes qui protègent contre les dommages cellulaires causés par le stress oxydant. Le stress oxydant est entré dans le langage courant comme un facteur majeur responsable du vieillissement et cela met en valeur les molécules qui ont ces capacités antioxydantes. Certaines ont des pouvoirs protecteurs du fait qu'elles stimulent la protection des défenses naturelles, d'autres sont antioxydantes en elles-mêmes, ce qui veut dire qu'en fait, en présence de ces espèces toxiques de l'oxygène, elles vont venir se faire « tuer » les premières. Elles représentent une cible qui sera attaquée de façon préférentielle par les espèces réactives de l'oxygène, ce qui les neutralisera. Ces substances antioxydantes peuvent être produites par les cellules ou provenir de l'alimentation.

*— Messieurs les Anglais, tirez les premiers !*

**— RL :** C'est un peu ça ; disons que, pour ce faire, on envoie un leurre, un peu comme les « boucliers humains » utilisés de façon scandaleuse lors de certains conflits. Mais ceci ne représente qu'une partie des mécanismes de défense. Soit on protège contre les dégâts, soit on les répare ou on élimine ce qui a été abîmé. Je reviens sur les cellules sénescentes évoquées au chapitre précédent. Quand les dégâts se produisent dans des cellules différenciées, leur mort survient par autophagie ou nécrose selon les cas. Cette mort n'est pas très grave en soi puisqu'on peut les remplacer, comme nous l'avons vu précédemment. Mais la fontaine de jouvence peut se tarir, je souligne par cette image que les dommages faits aux cellules souches sont plus graves, parce que cela obère les futures capacités de renouvellement/réparation.

*— Les cellules souches sont vendues comme l'espoir absolu depuis quelque temps, non seulement par les médias, mais par la recherche aussi.*

**— RL :** Oui, c'est vrai, mais il ne faut pas vouloir aller trop vite. Un risque avec des cellules souches que l'on greffe, c'est qu'elles se mettent à proliférer de façon incontrôlée. Une telle prolifération pourrait être source de cancérisation.

*— Ce qui nous amène à l'étude de la sénescence par Biophytis, finalement, si je suis bien le fil…*

— **RL :** Oui tout à fait, notre molécule Biophytis va, entre autres actions, stimuler les systèmes de défense contre les effets du stress. On va stimuler des systèmes de récupération par autophagie, mais nous ne sommes pas au niveau des sénolytiques. Si l'on protège les cellules contre le vieillissement, cela réduira le besoin pour l'organisme de produire de nouvelles cellules, et de ce fait on économisera nos cellules souches.

*— Nous sommes donc toujours dans l'idée du « bien vieillir », non sur une formule miracle de jeunesse éternelle.*

— **RL :** Absolument, notre but est de maintenir « en forme » des fonctions essentielles, malgré le vieillissement, donc de ralentir ce vieillissement. Nous avons testé notre molécule dans le domaine de la myopathie de Duchenne. Cette pathologie se traduit chez les enfants qui en sont atteints, par une grande fragilité des cellules musculaires et leur détérioration précoce, sorte de vieillissement accéléré. Nous n'avons pas la prétention de guérir cette maladie génétique, mais de réduire les dommages cellulaires qu'elle provoque et donc de ralentir son évolution.

*— Il y a beaucoup de cas ?*

— **RL :** Oui, la dystrophie musculaire de Duchenne concerne environ 20 cas pour 100 000 naissances masculines. Nous avons testé notre molécule pour cette pathologie dans un système animal modèle et, effectivement, nous arrivons à ralentir le processus dégénératif. On ne prétend certes pas remplacer la thérapie génique, mais nous avons des résultats significatifs, en particulier sur la fonction respiratoire. La thérapie génique vise à remplacer le gène défectueux par un gène fonctionnel, et notre molécule pourrait donc représenter un complément de ce traitement.

# Encadré III-1. Le devenir des protéines dénaturées

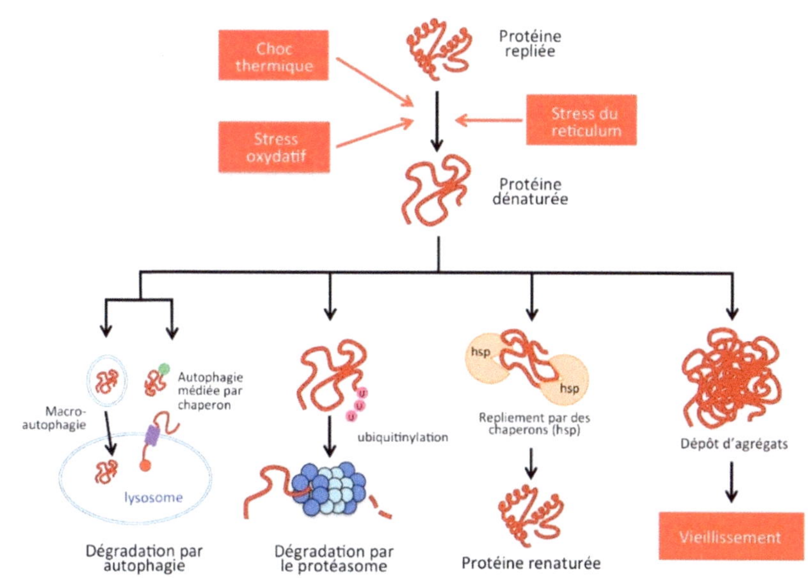



Différents stress (chimiques, physiques) sont susceptibles d'induire la dénaturation des protéines qui perdent alors leur structure tridimensionnelle et leur activité. Les protéines dénaturées peuvent être réparées par des protéines chaperon qui les « aident » à retrouver leur structure tridimensionnelle originelle. Dans le cas contraire, elles seront dégradées par un organite cellulaire spécialisé, le protéasome, ou lors d'un processus plus général d'**autophagie** mettant en jeu des vésicules remplies d'enzymes digestives, les lysosomes. Il arrive que ces mécanismes soient insuffisants, auquel cas les protéines dénaturées peuvent s'accumuler et former des agrégats susceptibles de perturber l'activité cellulaire. De tels agrégats sont en particulier observés dans les maladies d'Alzheimer et de Parkinson, ou encore la maladie de Creutzfeld-Jacob causée par les prions (maladie de la « vache folle »). (Redessiné/modifié d'après Dinh-Xuan In, *Sénescence cellulaire et physiopathologie des maladies respiratoires*, Société de Pneumologie de Langue Française) https://splf.fr/une-meilleure-connaissance-de-la-senescence-cellulaire-vieillir-en-bonne-sante-sans-etre-immortel/

Dégradation du glucose : $C_6H_{12}O_6 + 6\,O_2 \rightarrow 6\,CO_2 + 6\,H_2O$ + énergie

$$O_2 + 4\,e^- + 4\,H^+ \rightarrow 2\,H_2O$$

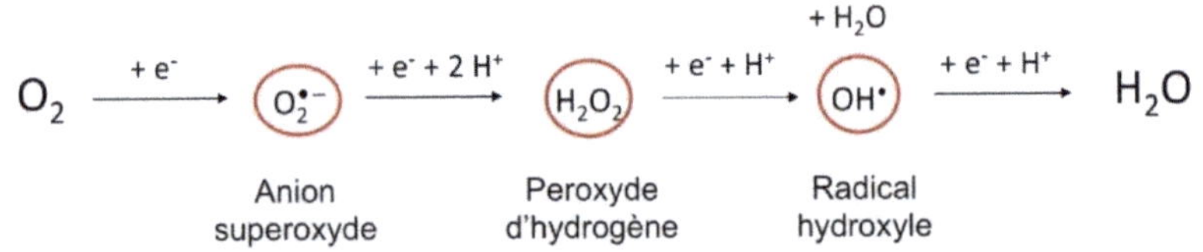


**Figure III-1.** La cellule puise son énergie de la dégradation oxydative des aliments, comme le glucose. Ces réactions consomment de l'oxygène, c'est la respiration cellulaire, réalisée dans les mitochondries. Elle implique une réduction de l'oxygène pour former de l'eau, ce qui nécessite l'addition successive de 4 électrons. Dans les conditions normales, les molécules formées de façon intermédiaire (= espèces réactives de l'oxygène ou ERO) ne s'accumulent pas. Lorsque ce processus se dérègle, ces ERO s'accumulent et sont alors susceptibles de réagir avec les composants cellulaires (lipides, acides nucléiques, protéines…) et de les endommager. La respiration mitochondriale n'est pas la seule source d'ERO : diverses enzymes utilisant l'oxygène (oxydases, oxygénases) produisent en particulier des ions super-oxyde.

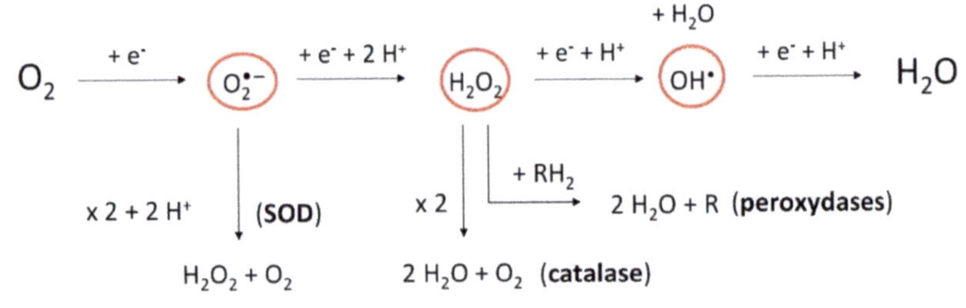


**Figure III-2.** Trois systèmes enzymatiques permettent de dégrader les ERO : la superoxyde dismutase (SOD), la catalase et diverses peroxydases. On notera qu'aucune enzyme ne dégrade le radical hydroxyle $OH^•$ qui est de ce fait la plus dommageable des ERO.

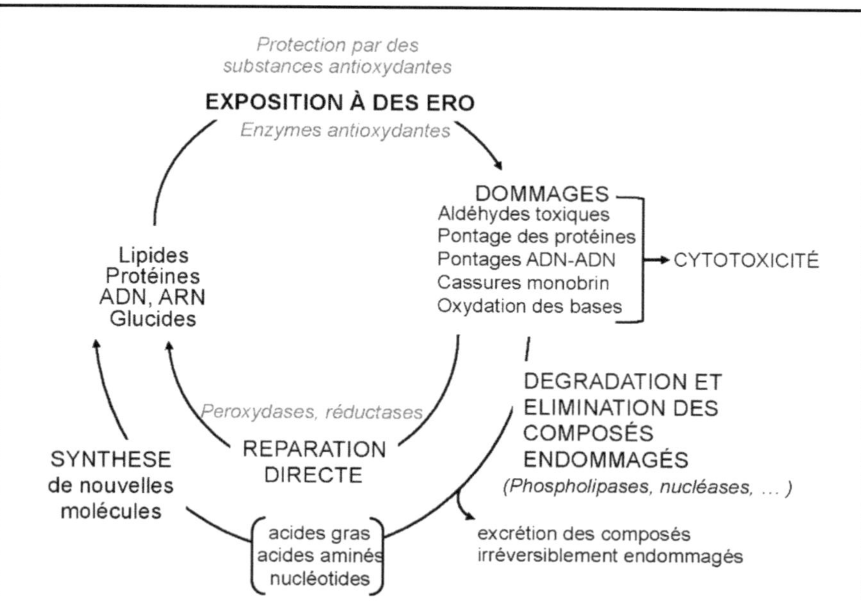


**Figure III-3.** Lorsque les dommages sont limités, la cellule possède plusieurs moyens de retrouver son intégrité : soit en réparant les dommages (les protéines chaperons redonnent aux protéines leur conformation normale), soit en éliminant les molécules ou structures endommagées (protéasome, autophagie de portions du matériel cellulaire incluant des mitochondries) et en synthétisant de nouvelles molécules (d'après Pardini, 1995). Dans certains cas, les éléments défectueux ne sont pas complètement éliminés et les cellules accumulent des résidus (lipofuscines fluorescentes) ou des amas de protéines anormales (cas des peptides amyloïdes dans la maladie d'Alzheimer ou des prions dans la maladie de Creutzfeld-Jacob). L'insuffisance des mécanismes de récupération conduit selon les cas à la mort cellulaire, la sénescence ou, parfois, la cancérisation.

# IV

## Les plantes à l'origine des médicaments

*Entretien avec René Lafont*

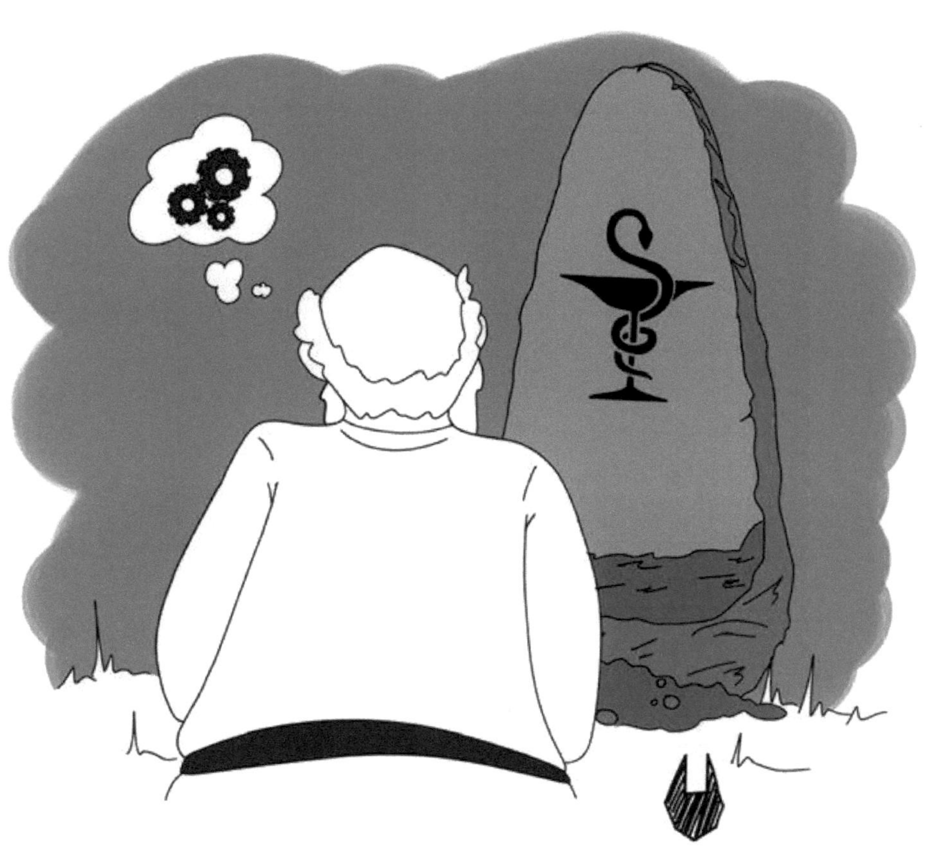

*Une seule molécule pour traiter la sarcopénie et les insuffisances respiratoires liées au Covid, c'est presque miraculeux. Or, pour la médecine, le miracle n'existe pas. Nous ne sommes pas ici au Vatican. Comprenez par-là, chers lecteurs, que le travail des institutions qui approuvent ou rejettent les nouvelles formules médicamenteuses, et participent à leurs classements de genre, ont aussi besoin de comprendre le cycle du développement de la recherche du dépositaire du brevet. Le travail pédagogique actuel du professeur Lafont consiste justement à mener les travaux servant à étayer les découvertes de Biophytis via cette molécule surprenante. Nous l'avons vu, les résultats sont là, la phase 3 est en approche directe, mais il reste du chemin à parcourir à nos chercheurs méritants tout autant qu'émérites. Le schéma qu'ils proposent n'est pas classique. Voyons pourquoi, et ici lors de cet entretien, voyons ce que nous pouvons apprendre de plus sur la poursuite du processus de Biophytis.*

*— Si nous suivons le plan de l'entretien, nous allons maintenant aborder votre spécialité : les plantes et leur métabolisme. Qu'en dire ?*

— **RL** : Commençons par souligner que les plantes sont de véritables usines chimiques !

*— Vous mesurez l'étrangeté de votre réponse à l'heure du « bio », Professeur ?*

— **RL** : Je comprends que la phrase puisse interpeller le lecteur, mais c'est pourtant la vérité ! Les plantes ont développé des systèmes de production de molécules tout à fait impressionnants par leur diversité ! Le métabolisme cellulaire d'une façon générale comporte ce qu'on appelle le métabolisme primaire qui concerne tout ce qui est indispensable à la vie : les acides aminés, les sucres, etc. C'est-à-dire tout un ensemble de molécules communes à tous les êtres vivants. Et à côté de ceci, il y a ce qu'on appelle le métabolisme secondaire qui produit des molécules qui ne sont pas essentielles, bien qu'apportant un avantage à ceux qui les produisent, car sinon elles n'auraient pas été conservées au cours de l'évolution.



— **RL :** Les plantes ont développé naturellement un système de réponses chimiques, des défenses agissant contre les facteurs physiques, chimiques ou biologiques de leur environnement. Ces défenses peuvent aussi bien agir contre les rayons du soleil que contre les animaux herbivores qui peuvent les manger (substances amères, émétiques, toxiques…). Les poisons peuvent être des neurotoxines par exemple. Cela peut être aussi des perturbateurs endocriniens. Certaines plantes peuvent produire des substances qui empêchent des plantes d'autres espèces de pousser près d'elles ! Sans oublier les pouvoirs antioxydants de nombre de ces métabolites secondaires.

— *C'est fascinant.*

— **RL :** Oui, le monde végétal réserve bien des surprises et les découvertes sont continuelles, pour la recherche biologique comme pour la chimie et la science en général.

— *Peuvent-elles produire ces substances automatiquement si elles sont menacées par leur environnement, ou bien ces substances sont-elles présentes naturellement ?*

— **RL :** Il y a deux cas de figure. La synthèse des métabolites secondaires peut être spontanée (on dit « constitutive ») ou être inductible, c'est-à-dire être stimulée et exacerbée par des facteurs de l'environnement (ex. : par des métaux lourds) ou par des agresseurs biologiques. La plante peut ainsi produire certaines substances protectrices en plus grande quantité quand elle est attaquée par des insectes ou des mammifères. La blessure de la plante provoque un signal d'alarme qui induit la production de molécules protectrices dans les autres parties de la plante. Les plantes font de la chimie « combinatoire », qui peut produire des milliers de métabolites secondaires. Cette production de métabolites secondaires a des avantages, mais elle a aussi un coût. De ce fait, cette production a été contre-sélectionnée dans les espèces cultivées qui comportent moins de ces substances secondaires, car elles ont fait l'objet d'une sélection qui visait à améliorer leur rendement (en farine, huile, protéines…). Un grand nombre de ces métabolites secondaires sont susceptibles d'avoir des effets bénéfiques pour l'homme, et les plantes médicinales de la médecine traditionnelle ont été à l'origine de médicaments, comme par exemple la quinine (mais aussi de diverses drogues neurotoxiques).

*— La quinine qui fut en son temps une révolution d'un point de vue médical…*

**— RL :** Absolument, et donc les diverses populations humaines ont identifié des plantes de leur environnement possédant des vertus médicinales. N'oublions pas que plus de la moitié des médicaments originels viennent des plantes. La Chine ou l'Inde en particulier ont développé des médecines traditionnelles très anciennes et très abondantes. Les études chimiques plus récentes ont depuis permis d'identifier les principes actifs contenus dans ces plantes. C'est ainsi que la molécule sur laquelle nous travaillons est présente dans plusieurs plantes médicinales utilisées pour de multiples indications dans différentes régions du globe.

*— Elle n'est donc ni rare ni inaccessible ?*

**— RL :** Non, elle est plutôt commune, et a été détectée dans 6 % des plantes étudiées (quelques milliers), mais elle n'est présente à forte dose que chez un petit nombre de plantes médicinales…

*— Et donc la place des plantes dans la pharmacopée contemporaine ?*

**— RL :** Il existe une sorte de continuum de la plante au médicament : la plante au départ est utilisée telle quelle ou en tisane, par exemple (figure IV-1). On peut la sécher et en faire des poudres brutes, ou des extraits, liqueurs… On a ensuite des extraits dosés en un principe actif, si celui-ci a été identifié (caféine, vitamine C…). On pourra ensuite purifier la substance et en faire un médicament. À ce stade, la chimie pourra se substituer à la nature si la synthèse de la molécule est possible. On pourra également l'utiliser comme modèle pour produire des dérivés ou des analogues synthétiques, pour en améliorer l'efficacité, la stabilité, etc. N'oublions pas que du point de vue de la recherche, ces dérivés seront « propriétaires ».

*— C'est-à-dire ?*

— **RL** : Une substance naturelle ne peut pas être brevetée en tant que telle. Seul son usage peut être breveté. En revanche, un dérivé, s'il n'a pas été synthétisé auparavant, peut être breveté, et cela pour toutes ses applications. Cette logique amène lorsque c'est possible à produire des molécules dérivées en nombre.

*— C'est donc pour ça que l'on voit une multiplicité de brevets apparaître dans le curriculum vitae d'une biotech, et de ses chercheurs ?*

— **RL** : Oui, les brevets sont le seul moyen de protéger les résultats obtenus dans le but de développer des médicaments et d'avoir un « retour sur investissement ». Nous avons ainsi produit des dérivés « hémisynthétiques », c'est-à-dire modifiés chimiquement à partir de la substance naturelle, en cherchant à améliorer ses propriétés pharmacologiques.

*— Je soupçonne que ces notions de dérivés brevetés par la concurrence doivent aussi apporter leurs lots de contradictions dans votre travail de recherche…*

— **RL** : Oui, c'est le cas pour tous. Cela fait partie des contraintes de ce travail.

*— Fascinant domaine que celui des plantes et de leurs ressources naturelles et leurs merveilleuses interactions avec l'homme et l'animal… Mais maintenant, Professeur, quelques mots sur la stratégie de recherche de Biophytis ?*

— **RL** : Oui, la stratégie de Biophytis dans ce cas précis, a été de partir de connaissances préexistantes sur une molécule qui avait déjà fait l'objet d'un certain nombre d'études mais, pour simplifier l'histoire, dont on ne savait pas comment elle fonctionnait précisément. Notre travail a en particulier consisté à identifier son mécanisme d'action, à tester son potentiel dans divers contextes pathologiques et à mettre au point une méthode de purification avec une qualité « pharmacologique ».

*— Et de manière générale, comment est-ce qu'on trouve ou développe un médicament à partir de ce type de travaux ?*

— **RL** : D'une façon générale, la stratégie consiste, en partant d'une plante (médicinale) dont on connaît les effets et l'absence éventuelle de toxicité pour l'homme, à fractionner un extrait de cette plante pour purifier le ou les composants actifs en les repérant par leur activité biologique dans des tests appropriés (figure IV-2).

*— Avec des tests biologiques ?*

— **RL** : Oui, ces tests permettront de repérer la présence des composés actifs de la plante lors du fractionnement. Et ceci jusqu'à aboutir à la molécule responsable de ces effets.

*— Qu'entendez-vous par le terme « successivement purifier » ?*

— **RL** : Ça veut dire que pour passer d'un extrait brut d'une plante (un mélange complexe) à une molécule pure, il faut plusieurs étapes utilisant en particulier des méthodes chromatographiques.

*— Cette étape, elle doit être assez longue, non ?*

— **RL** : Oui, c'est long, et c'est variable selon la complexité de l'extrait biologique et la teneur de la molécule d'intérêt dans l'extrait. Plus la molécule qui est présente dans le produit biologique est en faible dose, plus c'est ardu de la purifier.

*— En quelle quantité doit-elle être présente pour une étude « normale » ?*

— **RL :** Au-dessus de 1 % du poids sec de la plante, ce travail est « raisonnable ».

*— Quand vous commencez ce type de travaux, le résultat des courses, si vous me passez l'expression, reste hasardeux ou non ?*

— **RL :** Il peut arriver que l'activité de l'extrait soit due à la présence simultanée de plusieurs substances aux effets complémentaires ; lorsque c'est le cas, c'est la panique !
Il faut aussi que les molécules d'intérêt soient suffisamment stables. Dans le cas qui nous intéresse, ces travaux préliminaires avaient été menés par d'autres et la molécule était connue, ainsi que des plantes assez riches pour l'extraire.

*— D'où ces travaux glanés à l'étranger… Donc, en est-il toujours ainsi pour identifier des candidats-médicaments, Professeur ?*

— **RL :** Pour ce qui est des substances naturelles, c'est ainsi que de nombreuses substances actives ont été identifiées et cette approche se poursuit, en particulier pour identifier des substances antitumorales. Notons d'ailleurs au passage que les plantes ne sont pas la seule source de substances naturelles utilisées en médecine – les microorganismes sont à l'origine de substances antibiotiques (ex. : pénicilline), et les animaux aussi peuvent produire des substances d'intérêt (ex. : venins).
Comme indiqué précédemment, la substance naturelle n'est souvent qu'une étape, son identification « donne des idées » pour produire des analogues plus efficaces. D'autres stratégies pour identifier des candidats-médicaments existent. Une stratégie consiste à tester des « banques » de molécules organiques sur une cible prédéfinie, c'est-à-dire qu'au lieu de regarder un effet biologique sur un organisme, on recherche par exemple des molécules capables de se fixer sur un récepteur ou d'inhiber/activer une enzyme.

*— Une cible ?*

**— RL :** Oui, nous allons choisir une cible moléculaire que l'on sait concernée dans une pathologie, et à partir de là on va faire des tests sur des milliers de molécules naturelles ou produites par une chimie dite combinatoire. Plusieurs compagnies proposent de telles « banques ». Ces tests sont dits « à haut débit », car ils permettent de tester un grand nombre de molécules. Ensuite, on va retenir les molécules les plus actives dans le test que l'on a utilisé.

*— Le bénéfice de cette méthode ?*

**— RL :** Elle est rapide, mais la faiblesse, c'est que lorsqu'on teste ensuite les molécules sélectionnées sur des animaux, le résultat conduit parfois à observer que la molécule sélectionnée interagit certes avec le récepteur identifié, mais peut provoquer d'autres effets indésirables…

*— C'est gênant !*

**— RL :** Oui, tout à fait. Parce que non prévu… les effets toxiques notamment.

*— L'informatique par exemple… nous en entendons parler de plus en plus dans votre domaine…*

**— RL :** Oui, les approches « in silico » font partie des méthodes actuelles pour étudier les interactions moléculaires, avec des ligands et des cibles virtuels que l'on sait représenter dans l'espace en trois dimensions.

*— « In silico » est un néologisme désignant une recherche ou un essai effectué au moyen de calculs complexes informatisés ou de modèles informatiques. Pour la définition courante. Et cette précision pour le lecteur non informé de la signification du terme. Donc ce procédé informatique que vous décrivez est récent.*

— **RL :** Certes l'intelligence artificielle peut produire des propositions de molécules susceptibles d'interagir avec une cible, mais cela ne veut pas dire qu'il n'y aura pas d'effets secondaires indésirables. L'intérêt de cette approche est qu'il n'y a pas besoin de produire les molécules, il suffit de les « dessiner ». Cette approche a récemment bénéficié d'outils informatiques permettant de modéliser avec précision la structure tridimensionnelle des protéines à partir de leur séquence en acides aminés.

*— Effectivement, nous sommes loin des tests biologiques traditionnels avec ce que vous décrivez, Professeur… Mais venons-en aux partis pris pharmacologiques de Biophytis, si vous le voulez bien.*

— **RL :** Oui, nous sommes donc partis d'une substance biologique connue, dont on a approfondi les effets biologiques potentiels dans des contextes pathologiques et surtout élucidé le mécanisme d'action.

*— Vous avez employé, dans le plan de préparation à cet entretien, le terme de « pharmacologie inverse » : qu'est-ce que c'est, Professeur ?*

— **RL :** Notre approche est celle de la pharmacologie « classique, », qui part des effets biologiques de la molécule pour identifier son mécanisme d'action. La pharmacologie inverse correspond à ce que nous venons de décrire, qui part de molécules identifiées à partir de leur forte affinité (in vitro ou in silico) pour une cible moléculaire, pour déterminer ensuite leur(s) effet(s) sur l'organisme. Les activités ainsi identifiées ne se traduisent pas toujours par l'activité espérée sur l'organisme.

*— Pour quelles raisons ?*

— **RL :** La molécule peut être dégradée, ou mal absorbée… on néglige toute une série de paramètres en partant de l'approche inverse. Il y aura donc beaucoup de déchets par la suite, mais il n'empêche que c'est une approche très efficace pour identifier de nouvelles molécules actives. Il ne s'agit donc surtout pas de critiquer cette approche, qui s'est avérée particulièrement efficace pour identifier les fonctions des récepteurs « orphelins » dont les ligands endogènes ne sont/n'étaient pas connus.

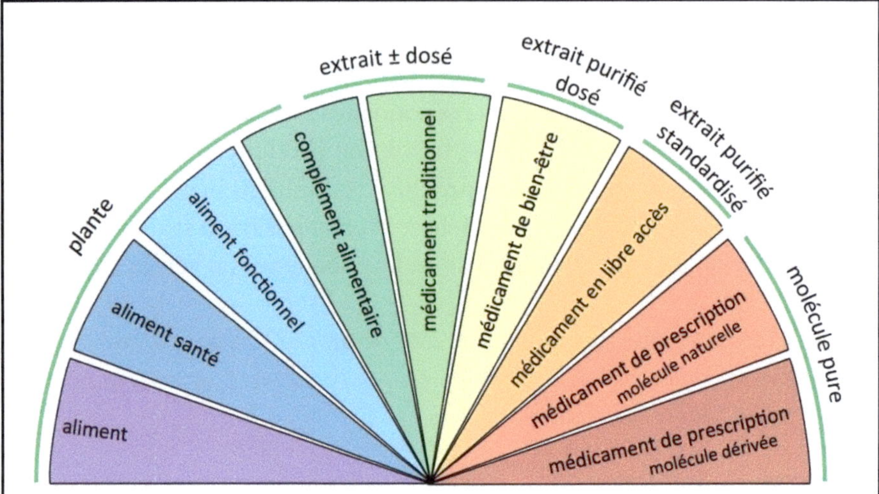


**Figure IV-1.** De la plante alimentaire au médicament de synthèse (d'après David, 2021, modifié).

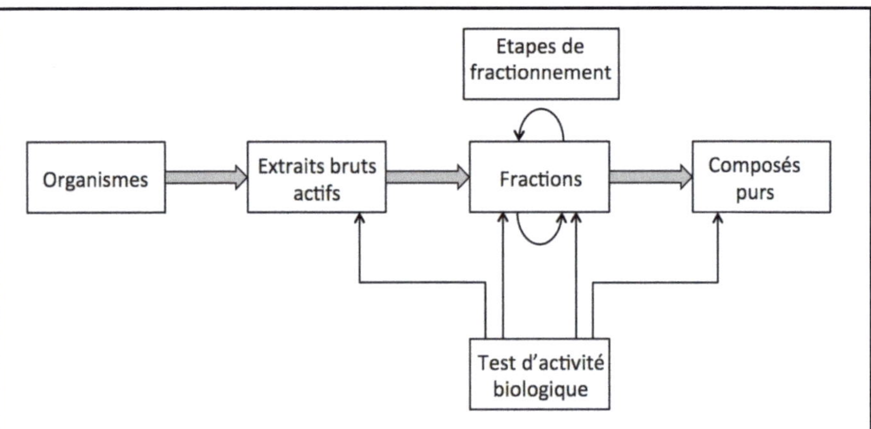


**Figure IV-2.** Isolement bioguidé d'une substance biologiquement active. La méthode repose sur un test permettant de repérer les substances actives et une combinaison de méthodes de fractionnement (d'après Atanasov et al., 2021).

# V

## Les ecdystéroïdes et leur mécanisme d'action

*Entretien avec René Lafont*

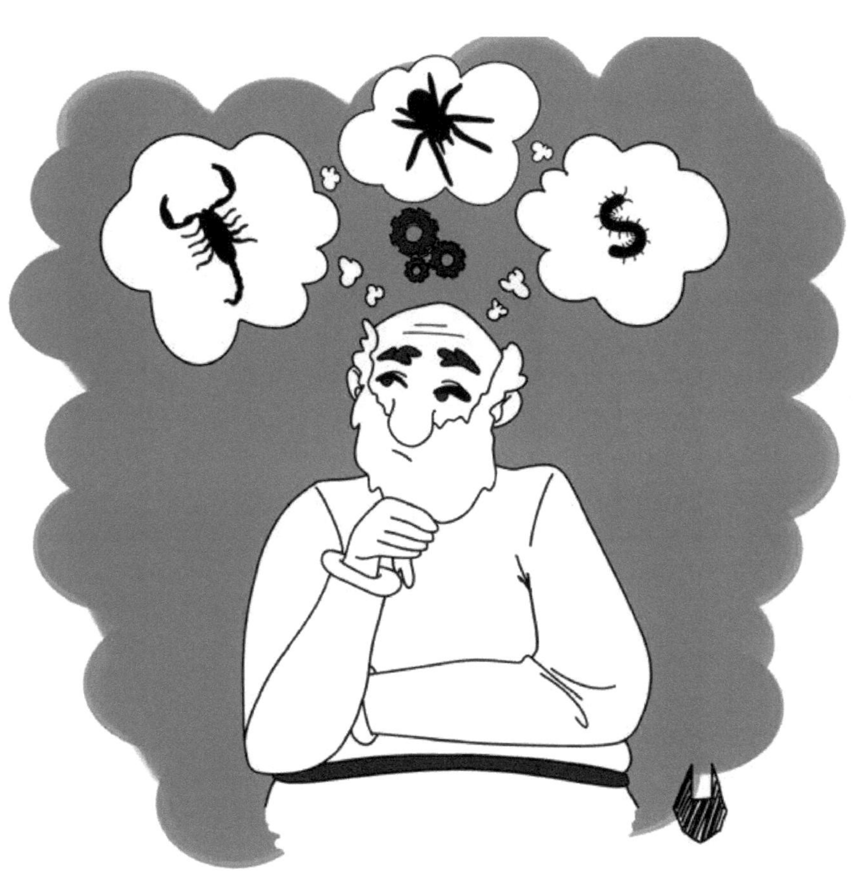

**— RL :** Ces stéroïdes particuliers (figure V-1) ont été d'abord découverts chez les insectes, selon des approches classiques pour étudier puis identifier et purifier les différentes hormones. L'hypothèse était alors que la métamorphose et les mues des insectes étaient provoquées par des hormones, c'est-à-dire par des facteurs circulants. À partir de là, un test biologique a été développé, qui permettait d'identifier l'activité de cette hormone. Pour ceci, on a travaillé à l'époque avec des larves de mouches à viande, qui étaient ligaturées pour séparer et isoler en termes circulatoires, la partie antérieure et la partie postérieure de l'animal, ceci sur des milliers d'individus. C'est dans la partie avant de l'animal que se trouvent les glandes qui produisent l'hormone de mue. Donc la partie postérieure reste bloquée dans son développement parce qu'il n'y a plus d'hormone. Et donc si on injecte une substance active dans la partie postérieure, celle-ci va se métamorphoser. Ce test permet de conclure qu'il y a une substance active responsable dans l'extrait injecté. À partir du moment où on dispose d'un tel bioessai, on a un moyen de suivre la purification d'une substance active, puisqu'on sait, quand on fractionne un extrait brut, dans quelle fraction elle se trouve. On répète cela plusieurs fois de suite avec différentes méthodes de purification jusqu'à arriver à la substance pure. S'agissant d'une substance présente à faible concentration, il fallait partir d'une source de matériel biologique importante et les chercheurs sont partis de vers à soie.



**— RL :** Parce que c'est un insecte de grande taille, élevé en quantité « industrielle » dans les magnaneries pour la production de la soie. Adolf Butenandt et Peter Karlson ont extrait une tonne de ces insectes avec des mètres cubes d'alcool et après une longue série d'étapes de purification, ils ont isolé 250 milligrammes d'une substance active pure ! (Figure V-2.)

*— C'est laborieux… pour un néophyte, le résultat de la « récolte » face au volume traité peut paraître dérisoire…*

**— RL :** Oui certes, c'est un travail remarquable. Le même chercheur allemand (Adolf Butenandt, prix Nobel de Chimie 1939) avait précédemment isolé avec ces mêmes principes une série d'hormones stéroïdes humaines, en partant cette fois de mètres cubes d'urine et avec des bioessais appropriés. C'est effectivement un énorme travail. Il faut rappeler que ces travaux ont été menés avec les moyens limités de l'époque. Nous étions en 1954 pour l'ecdysone, et en 1929-1934 pour les stéroïdes sexuels humains.

*— Et nos 250 milligrammes ?*

**— RL :** Il aura fallu plus de 10 ans pour mettre une structure en face… les outils n'étaient pas les mêmes qu'aujourd'hui. De nos jours, avec cette même quantité de substance pure, on identifierait sa structure dans la journée. Au final, l'identification s'est faite par cristallographie aux rayons X en 1965 ! Soit 11 ans plus tard. Mais il se trouve que la même année, des Japonais, en étudiant un arbre qui avait des propriétés antitumorales, ont isolé par hasard des substances qui n'étaient pas responsables de cette activité, mais qui se sont avérées être des molécules extrêmement proches de celle qui avait été identifiée comme l'hormone de mue des insectes. Ils étaient simplement partis de quelques kilogrammes de feuilles. Ces substances sont en effet présentes en quantités mille fois plus concentrées dans les plantes qui en produisent. Et donc cela a été un signal pour aller rechercher ces substances dans l'ensemble du règne végétal, et plusieurs laboratoires japonais se sont engouffrés dans la brèche et ont étudié ainsi des centaines d'espèces végétales. Ils ont commencé à identifier une famille assez importante en termes de diversité. Aujourd'hui, plus de 500 représentants sont connus. On peut présager qu'il en existe plusieurs milliers si l'on combine l'ensemble des modifications individuelles déjà observées dans les molécules actuellement identifiées…

— *Nous avons tous conscience de la diversité du monde végétal… chaque année on identifie plusieurs centaines de nouvelles plantes…*

— **RL :** Oui, comme tous les ans de nouvelles ecdysones sont isolées et découvertes. Il y a environ 6 % des plantes qui contiennent ces molécules. On en trouve aussi chez des algues et des champignons. Elles ne sont pas spécifiques d'une famille végétale particulière. Du côté animal, ces hormones ne sont pas non plus une spécificité des insectes, on les trouve chez l'ensemble des arthropodes (crustacés, araignées, etc.). Quand les chercheurs japonais ont identifié ces molécules, ils se sont dit qu'ils tenaient là une nouvelle génération d'insecticides. Car ces fameuses molécules étaient spécifiques des insectes. Ils ont essayé de tester le potentiel agronomique de ces molécules, puisqu'effectivement, le produit agissait comme un perturbateur endocrinien d'insecte, inactif chez les mammifères, donc a priori sans risque. Pour le vérifier, ils ont été amenés à étudier leur toxicité potentielle chez les mammifères, et c'est ainsi qu'ils ont démontré leur non-toxicité, car même après administration par voie orale jusqu'à 9 grammes par kilogramme de poids corporel, les animaux testés sont restés bien vivants. Mais par ailleurs, des effets bénéfiques sont apparus sur plusieurs paramètres physiologiques, en particulier des effets hypoglycémiants chez des modèles animaux de diabète ainsi que des effets anabolisants chez d'autres animaux.

— *Sportifs et autres culturistes auraient pu être intéressés.*

— **RL :** Ils l'ont été ! (*Rire*) Le développement s'est déroulé en deux temps, d'abord dans les pays d'Europe de l'Est, confidentiellement, puis plus génériquement après la chute du mur de Berlin. Ce qui est vite apparu est que ces molécules, au-delà de leur effet anabolisant, ont de nombreux autres effets… sur le psoriasis, sur la prise de masse grasse, sur l'ostéoporose, sur les bouffées de chaleur à la ménopause… En conclusion, ces molécules offrent un grand potentiel thérapeutique.

— **RL** : Permettez-moi avant de répondre à votre question de vous présenter un système hormonal très important. Le système rénine-angiotensine (SRA) représente un système hormonal particulièrement complexe en raison (1) de la multiplicité de ses acteurs (hormones et récepteurs) et (2) de la coexistence d'une composante systémique et de composantes tissulaires multiples (rein, cœur, poumons…) fonctionnant de façon relativement autonome (figure V-3).

Le SRA a été initialement défini à partir de sa composante systémique qui fait intervenir le foie, qui produit une protéine, l'angiotensinogène, le rein, qui sécrète une enzyme, la rénine, capable de couper l'angiotensinogène pour générer un fragment de 10 acides aminés, l'angiotensine I, qui est ensuite à nouveau coupée par une enzyme pulmonaire (appelée enzyme de conversion ou ACE) en angiotensine II, qui ne comporte plus que 8 acides aminés. L'angiotensine II possède des effets hypertenseurs et stimule la production de l'aldostérone par les capsules surrénales, cette dernière intervenant dans la régulation de l'équilibre hydrominéral. Un excès de la production d'angiotensine II est à l'origine de l'hypertension, en particulier celle liée à l'âge.

On a montré par la suite que l'angiotensine II possède en fait de nombreux autres effets, stimulant le stress oxydant, l'inflammation, la fibrose, etc. Les deux premiers de ces effets sont importants dans la défense de l'organisme contre des agents pathogènes, mais sous réserve d'être bien contrôlés. Il se trouve que d'autres peptides formés à partir de l'angiotensine I ou II présentent des activités qui s'opposent à ceux de l'angiotensine II et forment avec leurs récepteurs ce que l'on appelle le « bras protecteur » du SRA. Celui-ci comprend en particulier l'angiotensine-(1-7) et son récepteur Mas (figures V-4 et V-5). Notons que l'angiotensine-(1-7) est formée principalement à partir de l'angiotensine II par une seconde enzyme de conversion (l'ACE2). Le bon fonctionnement de ce système repose donc sur un équilibre subtil entre la « voie classique » et la « voie protectrice ».

Tout déséquilibre, quelle que soit son origine, en faveur de la voie classique est à l'origine d'hypertension, d'inflammation chronique, de fibrose et plus généralement du mauvais fonctionnement des organes affectés. De ce fait, ce système joue un rôle prédominant dans les mécanismes du vieillissement des différents organes.

Les travaux réalisés par Biophytis ont montré que notre molécule (la 20-hydroxyecdysone) agit sur le bras protecteur du SRA en activant le récepteur Mas, et contrecarre de ce fait les effets délétères de l'angiotensine II.

*— Et alors, au résultat de la recherche ?*

— **RL :** Pour lutter contre les conséquences du déséquilibre du SRA au profit du bras classique, diverses stratégies sont possibles. On peut inhiber le bras classique, en réduisant la production d'angiotensine II ou en bloquant son récepteur pour l'empêcher d'agir, c'est ainsi que fonctionnent les antihypertenseurs actuellement utilisés. On peut aussi activer le bras protecteur, et c'est ce qui se produit avec notre molécule. La présence ubiquitaire du récepteur Mas dans les différents tissus permet de comprendre la multiplicité des effets bénéfiques de notre molécule, comme l'ont montré nos études cliniques.

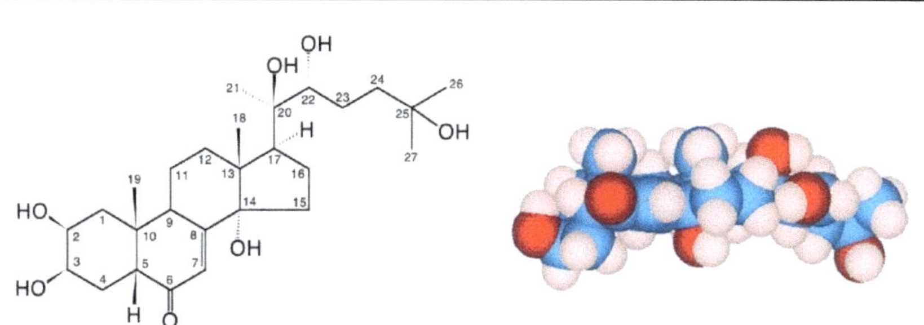

**Figure V-1.** Structure de la 20-hydroxyecdysone (20E). La 20E est un dérivé du cholestérol qui en a conservé l'ensemble du squelette carboné, à la différence des hormones stéroïdes des vertébrés. Dans le schéma de droite, les boules bleues représentent les atomes de carbone, les rouges l'oxygène et les blanches l'hydrogène.

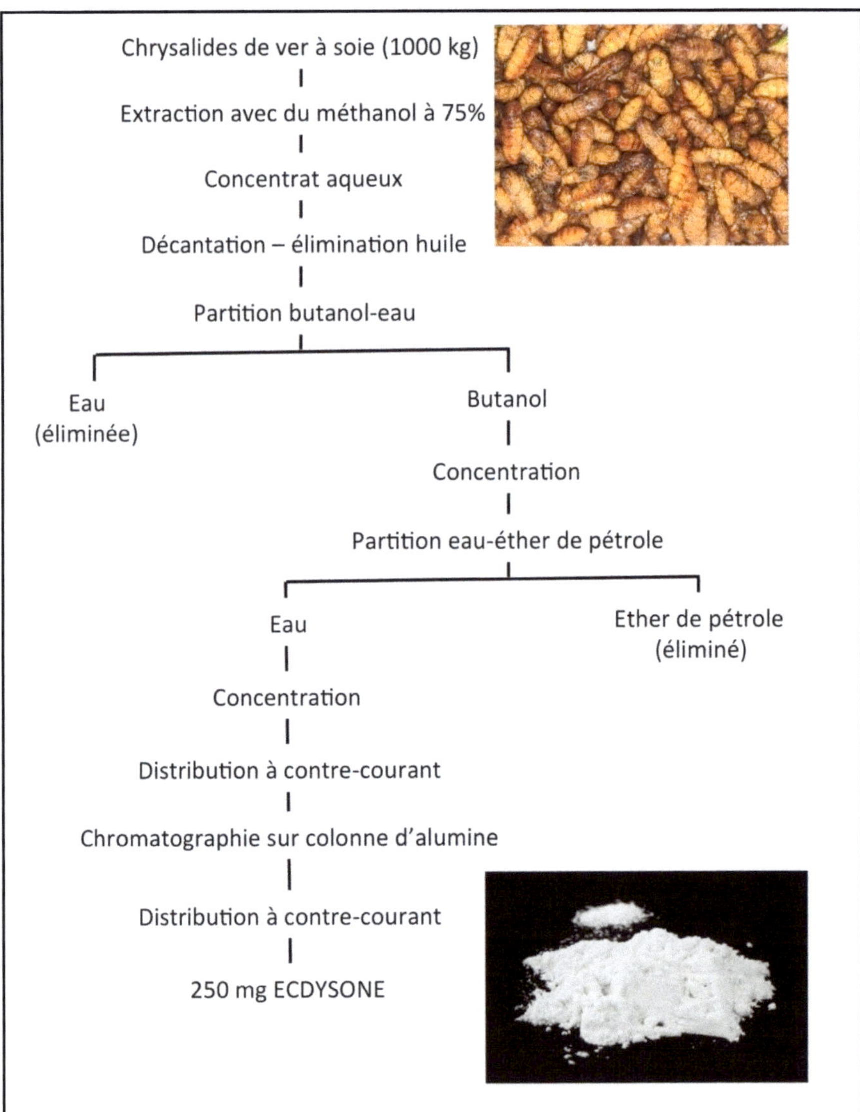


**Figure V-2.** Les multiples étapes utilisées par Butenandt et Karlson (1954) pour isoler l'ecdysone à partir de chrysalides de ver à soie.

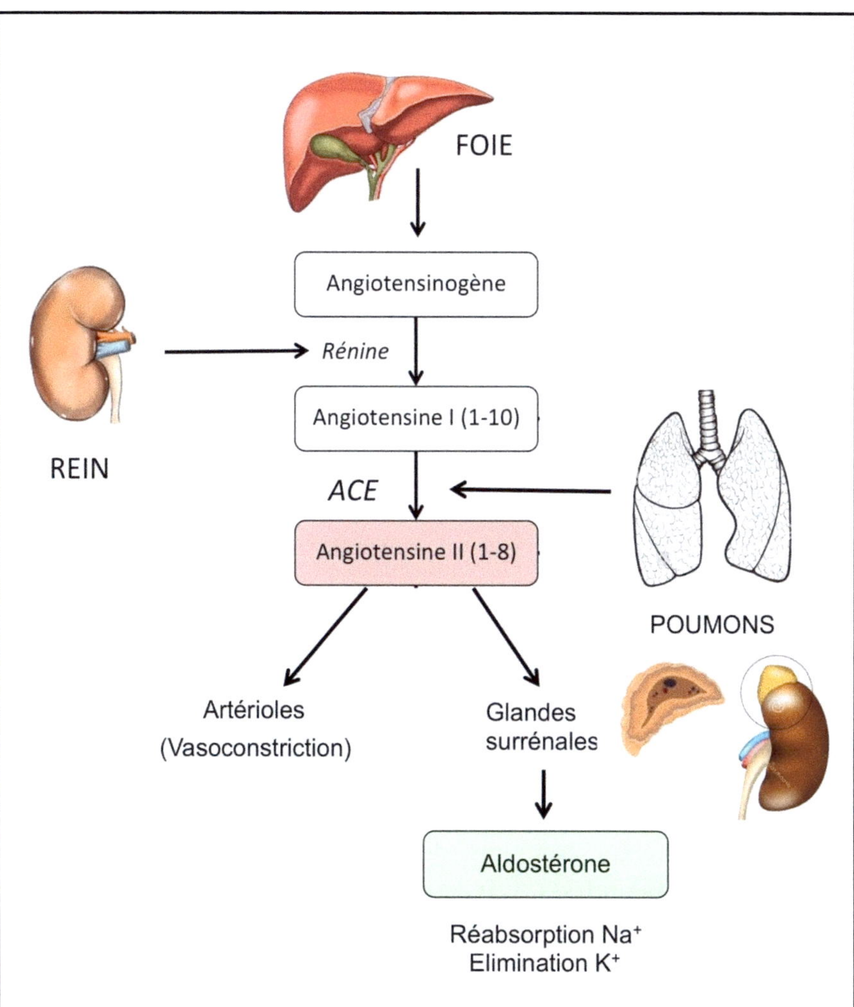


**Figure V-3.** Le système rénine-angiotensine représenté ici correspond au bras classique découvert initialement et qui contrôle directement la pression artérielle, et indirectement l'équilibre hydrominéral en stimulant la production d'aldostérone, une hormone stéroïde, par les glandes surrénales et qui agit sur les reins.

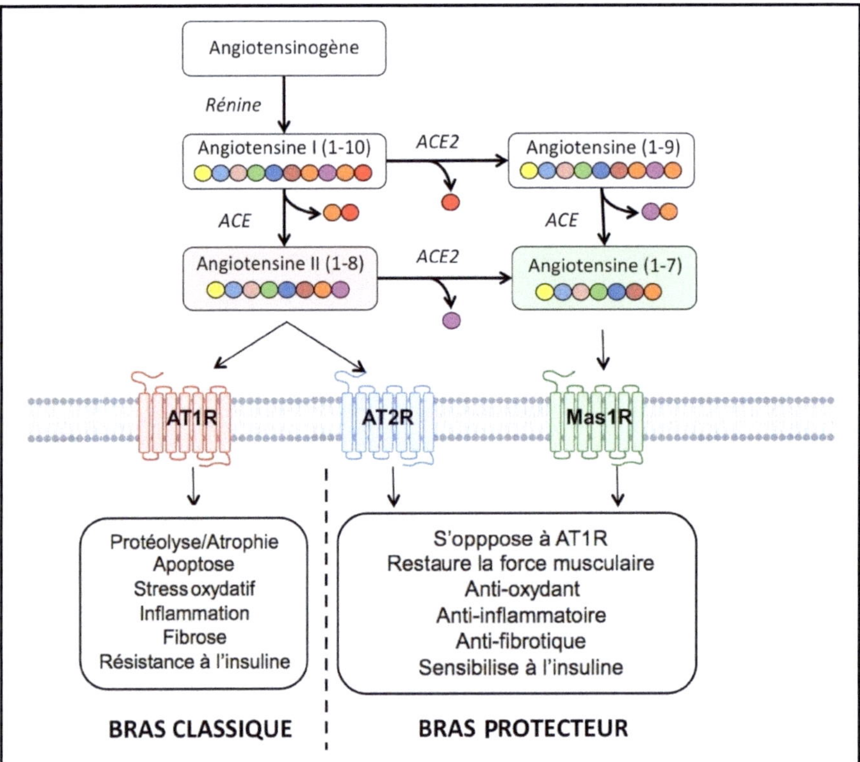


**Figure V-4.** Le Système rénine-angiotensine est en fait bien plus complexe. Diverses coupures de l'angiotensine I impliquant en particulier des peptidases, l'ACE (appelée aussi ACE1 = enzyme de conversion) et l'ACE2 (enzyme de conversion 2). forment un grande diversité de peptides biologiquement actifs (dont seule une partie est représentée ici).

Ce système fonctionne selon deux bras dont les effets sont antagonistes, le bras « classique » formé par ACE/angiotensine II/récepteur AT1 et le bras « protecteur » formé en particulier par ACE2/angiotensine-(1-7)/récepteur Mas1, ces deux bras contrôlent un grand nombre de fonctions physiologiques.

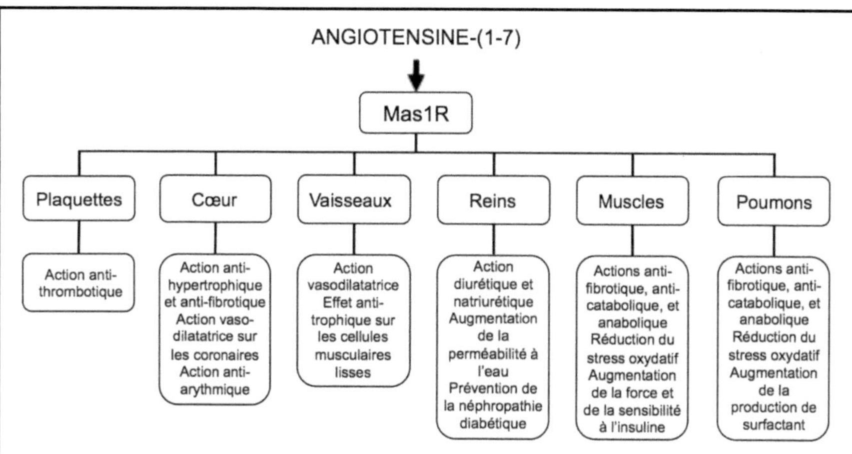



**Figure V-5.** Le bras protecteur du SRA exerce ses effets bénéfiques sur de très nombreux organes.

# VI

## Les étapes de développement de **RUVEMBRI**

*Entretien avec Stanislas Veillet*

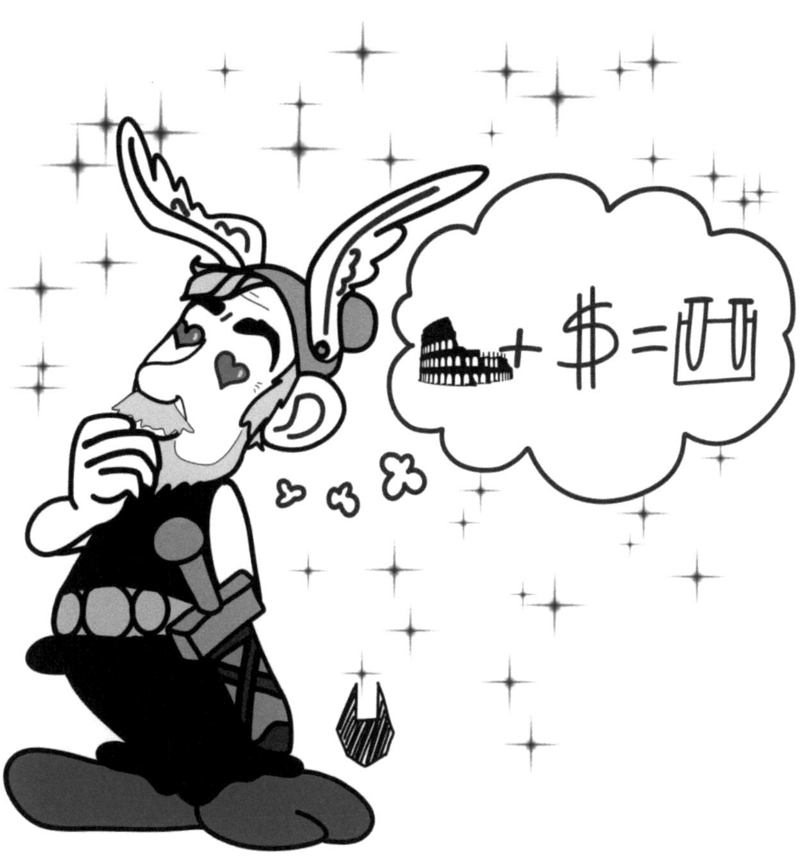

*Dans ce nouveau chapitre, nous allons voir avec le PDG de Biophytis, Stanislas Veillet, quelles sont les preuves d'efficacité et de sécurité qu'il faut rassembler pour la mise sur le marché d'un nouveau médicament. Nous allons également revenir sur la découverte et le développement pharmaceutique de la molécule phare de Biophytis, la 20-Hydroxyecdysone ou 20E.*

*— Pour pouvoir mettre sur le marché votre nouveau médicament, RUVEMBRI, dont la molécule active est la 20E, Biophytis a dû passer par de nombreuses étapes de recherche et développement : expliquez-nous quelles sont ces étapes.*

**— SV :** Oui, en effet. Il y a de nombreuses étapes qui permettent d'établir l'efficacité thérapeutique et l'innocuité d'un nouveau médicament d'abord chez l'animal, ce sont les études précliniques, puis chez l'homme, ce sont les études cliniques. Toutes ces études sont discutées, analysées et validées par les agences réglementaires. Il faut aussi décrire précisément le produit et son process de fabrication, d'abord à l'échelle laboratoire, pilote puis industrielle. L'ensemble de ces étapes prennent entre 10 et 15 ans : c'est très long, risqué et coûteux !

*— Le première étape, avant de pouvoir conduire des études précliniques et clinique, est donc de produire la molécule active, la 20-Hydroxyecdysone, de votre candidat médicament, le RUVEMBRI : comment vous y prenez-vous ?*

**— SV :** La molécule que nous avons sélectionnée dans la collection d'ecdystéroïdes de René, est la 20-Hydroxyecdysone (20E). C'est en effet une molécule naturelle, qui est produite par les insectes et les plantes, mais pas par l'homme. On peut la synthétiser en laboratoire, mais c'est très complexe et plus de 15 étapes de chimie sont nécessaires : la synthèse dite totale n'est pas industrialisable. Les insectes produisent des quantités infinitésimales, et ce n'est donc pas la solution. La seule manière de produire en grande quantité cette molécule naturelle est de l'extraire de certaines plantes, très riches en 20E. Nous avons sélectionné une plante cultivée en Chine, *Cyanotis arachnoidea*

C.B. Clarke, qui nous a permis de produire en grande quantité cette molécule (figure VI-1), et de produire ensuite en Allemagne (et maintenant en France) ce que l'on appelle le Principe Actif (ou BIO101), une poudre composée à 97 % de 20E (Figure VI-2). Nous avons pu ensuite développer en France la formule pharmaceutique de notre « candidat-médicament », qui se présente sous forme de gélules contenant chacune 175 mg de 20E (ou RUVEMBRI). Nous distinguons au cours du développement, la molécule active (20E), le principe actif (BIO101) et le médicament (RUVEMBRI). La formulation de ce candidat-médicament nous a permis de produire les lots cliniques, qui ont permis de réaliser les études cliniques SARA et COVA.

*— Il me semble que vous ne produisez pas vous-même mais passez par des sous-traitants. Qui sont-ils et quel est leur rôle exactement ?*

**— SV :** La chaîne de production du candidat-médicament est complexe et fait en effet intervenir de nombreux sous-traitants, appelés CDMO (pour Contract Development Manufacturing Organisations). Nous avons utilisé 2 CDMO principales pour produire les lots cliniques à partir de la matière première venant de Chine, en suivant des Bonnes Pratiques de Fabrication (ou BPF) de produits pharmaceutiques : Thermofischer Patheon qui a produit en Europe le principe actif et Eurofins Amatsi qui a produit les gélules prêtes à être administrées aux patients dans le cadre d'études cliniques. Nous préparons actuellement l'industrialisation du procédé de fabrication du futur médicament, et avons annoncé l'été dernier avoir choisi Sequens pour produire le principe actif et Sky Pharma pour les gélules. Nous devons démontrer que nous pouvons produire au moins 3 lots à l'échelle avec une bonne qualité et reproductibilité, et devons confirmer la stabilité du futur médicament pendant au moins 9 mois avant de pouvoir déposer une demande d'autorisation de mise sur le marché.

*— Pour minimiser le risque pour le patient, je suppose ?*

**— SV :** Oui. La bonne maîtrise de la chaîne de production est la garantie de la qualité et de la traçabilité du médicament. C'est par ailleurs un élément clef de la demande d'AMM, en plus des données cliniques, étudié dans les moindres détails par les agences réglementaires.

*— Quelle est la nature des tests précliniques ?*

**— SV :** Avant de pouvoir administrer un nouveau candidat-médicament chez l'homme, il est nécessaire de comprendre son mode d'action, ce qui se fait en étudiant l'effet de la molécule dans des modèles cellulaires, et de démontrer son efficacité dans des modèles animaux de la maladie humaine. Il faut de plus et surtout évaluer sa potentielle toxicité et préciser les effets pharmacologiques de la molécule. Ces études dites de préclinique réglementaires sont extrêmement normées, et permettent d'obtenir l'autorisation de faire une première administration chez l'homme. La molécule est formulée et devient ce que l'on appelle à ce stade un « candidat-médicament », dénomination que le nouveau produit conservera jusqu'à son autorisation de mise sur le marché. Notre molécule, la 20-Hydroxyecdysone, a fait l'objet de nombreuses évaluations précliniques, ce qui a permis de définir dans quelles maladies et plus précisément quelles indications, il était intéressant de poursuivre son développement clinique.

*— Si j'ai bien compris, votre molécule, la 20E, agit sur les muscles : pouvez-vous expliquer par quel mécanisme elle stimule la fonction musculaire ?*

**— SV :** La 20E stimule la synthèse protéique dans les cellules musculaires (figure VI-3). C'est un élément clef car les fibres musculaires sont des protéines qui sont détruites à chaque contraction musculaire. Il est donc nécessaire de produire de nouvelles fibres musculaires pour maintenir une masse musculaire suffisante. La 20E stimule par ailleurs le métabolisme énergétique dans les cellules musculaires (les myocytes), alors que le muscle dépense une grande quantité d'énergie pour la contraction. Une molécule comme la 20E qui stimule la synthèse de fibres musculaires et leurs capacités contractiles peut ainsi avoir un grand intérêt pour traiter les maladies neuromusculaires, mais aussi des maladies qui touchent des muscles spécifiques, respiratoires, cardiaques… Cette activité passe par l'activation d'un récepteur, le récepteur membranaire MAS. Celui-ci est activé chez l'homme par une petite hormone peptidique, l'angiotensine (1-7), clef dans le fonctionnement d'un système hormonal, le Système Rénine Angiotensine (dit SRA), contrôlant lui-même de nombreuses fonctions musculaires et cardiorespiratoires.

*— Dans quels modèles animaux de maladies humaines avez-vous étudié votre molécule ?*

**— SV :** On a pu tester la 20E dans des modèles animaux de la sarcopénie, une maladie neuromusculaire liée à l'âge, qui entraîne une perte de mobilité en vieillissant, et un risque de handicap moteur, chute et décès précoce. Nous avons donc pris des souris, âgées d'une bonne vingtaine de mois. Ce qui correspond à un âge humain proche des 80 ans. C'est l'âge moyen des patients développant une forme sévère de sarcopénie. On a pu démontrer dans ces modèles animaux qu'en administrant le produit au moment où ces animaux commencent à perdre de la force et la capacité de courir, l'on arrivait à maintenir ces capacités plus longtemps (figure VI-4). La 20E contrecarrait en quelque sorte les effets du vieillissement sur la fonction musculaire ! On a testé ensuite cette même molécule dans des modèles animaux de maladies génétiques neuromusculaires avec l'institut de Myologie, à l'hôpital de la Pitié-Salpêtrière à Paris, qui est spécialisé dans les maladies neuromusculaires génétiques pédiatriques. On a donc administré notre molécule à de jeunes souris portant une mutation sur le gène *mdx* codant pour la protéine dystrophine, mimant ainsi la myopathie de Duchenne, une maladie humaine qui entraîne une dégénérescence des muscles, de la mobilité puis de la respiration. On a retrouvé les effets de la 20E sur la force musculaire et la mobilité (figure VI-5). On a eu de plus la bonne surprise de découvrir l'effet de notre molécule sur la capacité respiratoire, qui est diminuée lorsque la maladie progresse. L'effet de la 20E sur la fonction respiratoire a depuis été confirmé dans d'autres modèles animaux de maladies respiratoires, comme l'asthme, ou de maladies respiratoires virales, comme la COVID-19. Nous avons donc une molécule, la 20E, qui peut être développée dans des maladies neuromusculaires, mais aussi des maladies respiratoires.

*— C'est intéressant, mais avant de tester le candidat-médicament chez l'homme, il faut évaluer l'éventuelle toxicité de la molécule chez des animaux. Comment fait-on ? Ne peut-on pas éviter ces études ?*

— **SV** : Les études de toxicité, dites d'ADMET pour études d'Administration, Distribution, Métabolisme, Élimination et de Toxicité de la molécule, sont des études très réglementées, qui doivent être conduites selon des Bonnes Pratiques de Laboratoire (BPL), qui permettent de prédire l'éventuelle toxicité et de fixer les doses qui seront utilisées pour une première administration de la molécule chez l'homme, sans risquer évidemment la santé des volontaires qui seront exposés (Tableau VI-1). Il est très difficile, et aujourd'hui encore impossible, de se passer de ces études, qui doivent être conduites chez des animaux rongeurs et non rongeurs, pour détecter tout signal de toxicité éventuelle. Nous avons choisi le rat et le chien pour conduire ces études, qui ont permis d'obtenir l'autorisation de tester ensuite la molécule chez l'homme.

*— On teste en effet ensuite la molécule, qui devient un candidat-médicament, dans une étude dite de phase 1 : de quoi s'agit-il et quels ont été les résultats de cette étude ?*

— **SV** : La phase 1 est la première phase clinique, très importante car elle permet de définir une ou deux doses pharmacologiquement actives et sans effet secondaire grave. On expose une cinquantaine de volontaires sains pendant quelques jours d'abord puis semaines, à des doses croissantes du candidat-médicament pour sélectionner la ou les doses avec lesquelles on va poursuivre le développement clinique en la testant chez des patients cette fois-ci. Nous avons réalisé une étude de ce type en 2016, ce qui nous a permis de sélectionner 2 doses, 175 mg et 300 mg, prises le matin et le soir, sans effets secondaires graves observés, et qui permettent de retrouver dans le plasma une quantité de molécule active suffisante pour être efficace, de l'ordre du micromolaire (figure VI-6). Nous avons pu par ailleurs vérifier le métabolisme de la 20E, en retrouvant les principaux métabolites détectés chez l'animal dans les études précliniques (figure VI-7). Les deux doses choisies ont par la suite été testées chez des patients sarcopéniques, dans l'étude de phase 2 SARA, confirmant l'efficacité et l'innocuité de la dose la plus élevée.

*— Par risque, vous entendez que tous les médicaments ont des effets secondaires ?*

**— SV :** En effet, tous les médicaments ont des effets secondaires. Nous n'avions pas observé d'effet secondaire grave en phase 1 à aucune des doses, même très élevées, ce qui présageait un bon profil de sécurité de RUVEMBRI, qui a pu être confirmé par la suite chez les patients. D'une manière générale, il faut toujours relativiser les effets secondaires d'un médicament par rapport au bénéfice thérapeutique apporté : c'est le rapport bénéfice/risque qui est évalué, sachant que l'on traite des personnes malades, parfois très gravement avec risque de décès. Dans les maladies liées à l'âge, comme dans la sarcopénie, qui est une maladie chronique qui s'exprime sur de nombreuses années, et concerne potentiellement des millions de personnes, un bon profil de sécurité est essentiel.

*— Les étapes suivantes sont de traiter des patients : dans quelle indication avez-vous conduit ensuite la première étude de phase 2 avec RUVEMBRI et avec quel objectif ?*

**— SV :** Nous avons en effet démarré ensuite une étude de phase 2 appelée SARA dans la sarcopénie, chez des patients âgés à risque de handicap moteur (voir Chapitre VII). L'objectif de cette nouvelle étude était d'évaluer la sécurité et l'efficacité des deux doses de RUVEMBRI chez plus de 200 patients sarcopéniques. Nous avons pu démontrer l'efficacité et l'innocuité de la dose de 350 mg deux fois par jour, qui permet de stimuler la vitesse de marche chez les patients âgés, à risque de handicap moteur, sans effet secondaire sévère après plus de 6 mois d'administration. La prochaine étape du développement clinique de RUVEMBRI est la réalisation d'une (ou deux) étude de phase 3, qui doit permettre de confirmer le bénéfice thérapeutique du candidat-médicament, son innocuité et d'évaluer son rapport bénéfice/risque. Nous devons démarrer l'étude de phase 3 SARA 31 dans la sarcopénie en 2024, étude qui a été autorisée en Belgique et aux États-Unis et qui va se dérouler sur 4-5 ans : ce sera la première étude jamais réalisée dans cette indication, une première mondiale !

*— Mais vous avez déjà conduit une étude clinique de phase 3 dans le traitement de la COVID-19 ?*

— **SV :** En effet. Nous avons conduit l'étude COVA de phase 2/3 dans les formes sévères de COVID-19, où nous avons pu observer sur plusieurs centaines de patients, une réduction significative de 44 % du risque d'insuffisance respiratoire (qui peut conduire en réanimation) et de décès (voir chapitre VIII). Pour obtenir une Autorisation de Mise sur le Marché (AMM), une deuxième étude de phase 3 est souvent exigée par les agences réglementaires. C'est évalué au cas par cas en fonction de l'urgence sanitaire.

*— Vous espérez diffuser votre médicament RUVEMBRI bientôt ? Dans quelle indication ?*

— **SV :** Oui, dans le cadre d'autorisation d'accès précoce dans un premier temps en 2024 puis d'autorisation de mise sur le marché. Il faut évidemment que les autorités de santé autorisent la commercialisation de RUVEMBRI pour traiter des patients atteints de formes graves de COVID-19. Nous avons obtenu l'autorisation de mettre à disposition notre candidat-médicament pour traiter des patients au Brésil dans le cadre d'un accès précoce de type compassionnel, les patients en réanimation ayant un risque élevé de décéder sans traitement efficace. Nous espérons pouvoir élargir ce programme dès l'année prochaine en France et dans d'autres pays européens, en attendant l'autorisation de mise sur le marché que nous pourrions déposer en 2024.

*— Donc si je comprends bien, l'année prochaine vous validerez les « accès précoces », et les autorisations de mise sur le marché seront pour l'année suivante ?*

— **SV :** Oui, et l'autorisation de mise sur le marché sera probablement conditionnelle. C'est-à-dire qu'elle sera conditionnée à la réalisation d'études supplémentaires pour confirmer la sécurité et l'efficacité de notre candidat-médicament. Et ces données supplémentaires passeront par une étude clinique, car pour obtenir une autorisation dite « finale » de mise sur le marché, il faut exposer au moins 1 000 patients au produit ! Il faut bien comprendre que les effets secondaires doivent être évalués précisément avant que le médicament soit administré à grande échelle aux patients.

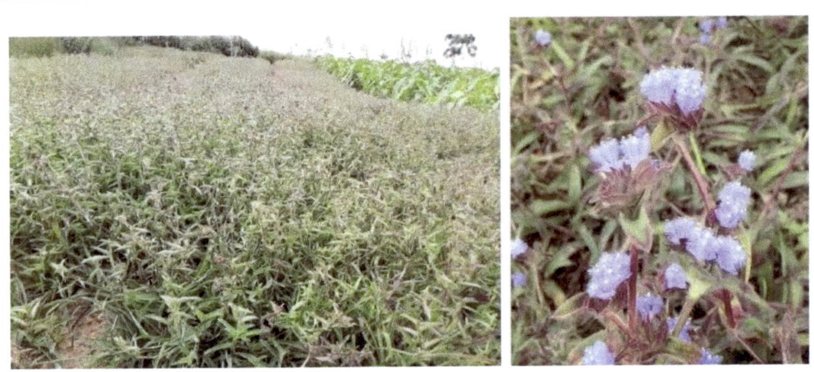

**Figure VI-1.** La plante retenue comme matériel de départ est *Cyanotis arachnoidea* (une Commélinacée) qui est cultivée dans la province du Yunnan en Chine. Ce sont ses racines, qui contiennent jusqu'à 2-3 % de leur poids sec en 20-hydroxyecdysone, qui sont utilisées pour produire une 20-hydroxyecdysone de pureté ≥ 90 %.

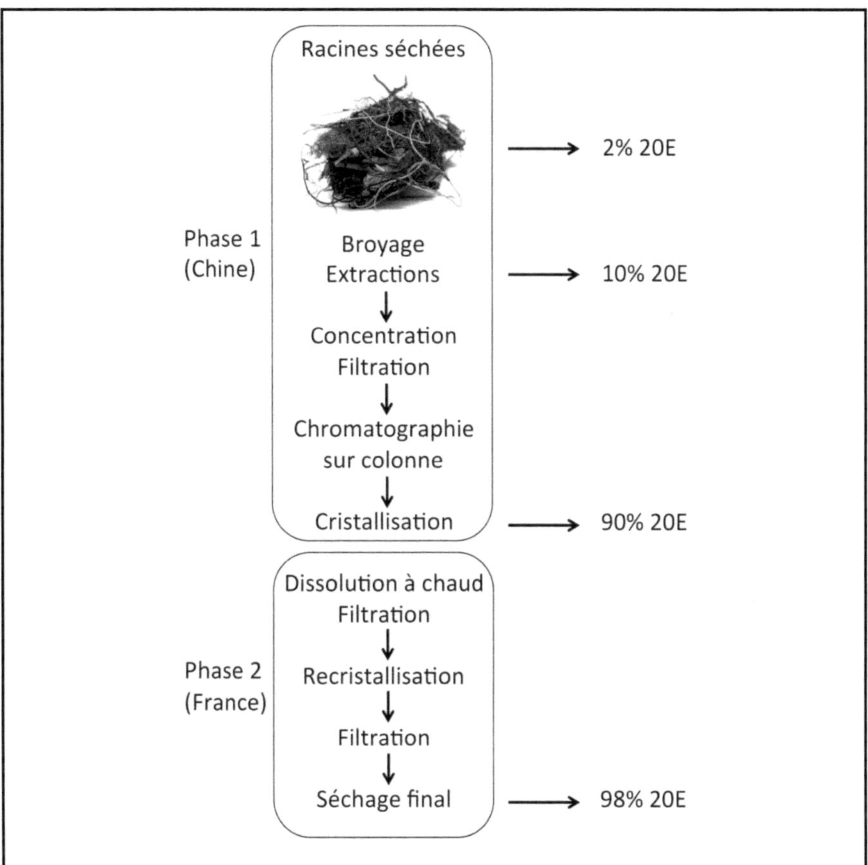


**Figure VI-2.** La purification de la 20-hydroxyecdysone à une qualité pharmacologique requiert de multiples étapes, qui sont réalisées en deux temps : tout d'abord en Chine jusqu'à une pureté de $\geq 90\ \%$ et achevée en France (simplifié).

# Preuves de concept sur l'activité de la molécule

Au-delà des activités préalablement décrites dans la littérature, des ex-
périmentations ont été menées in vitro et in vivo avec la 20E de qualité
pharmaceutique (RUVEMBRI [BIO101]). Ces travaux ont établi les
activités de la 20E sur les muscles dans différents modèles et ont également permis d'élucider son mécanisme d'action par activation du
récepteur Mas1.

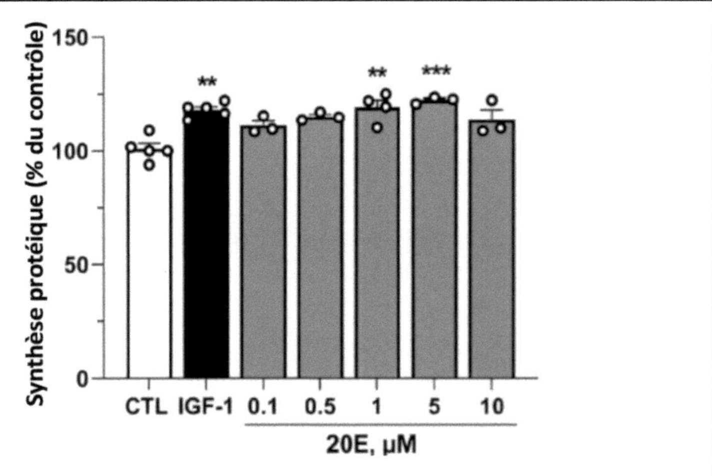

**Figure VI-3.** Un exemple d'effet in vitro : la stimulation de la synthèse
de protéines (évaluée par l'incorporation d'un acide aminé radioactif)
dans les myotubes formés par des myoblastes de souris (lignée C2C12).
La 20E accélère également la fusion de ces cellules et la croissance des
myotubes ainsi formés.

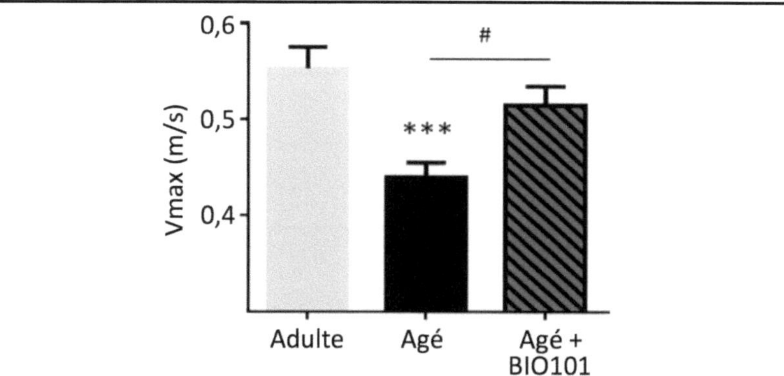

**Figure VI-4.** Effet du traitement chronique avec RUVEMBRI (BIO101) sur la vitesse maximale de course de souris âgées. Des souris C57Bl6/J femelles adultes (12 mois ; n=10) et âgées (22 mois) ont été gavées pendant 13 semaines avec soit le véhicule (n=8) soit 50 mg/kg/jour de RUVEMBRI (BIO101) (n=10). Tous les animaux ont été soumis à un régime hypercalorique gras. La vitesse maximale de course (Vmax) est enregistrée sur un tapis roulant.

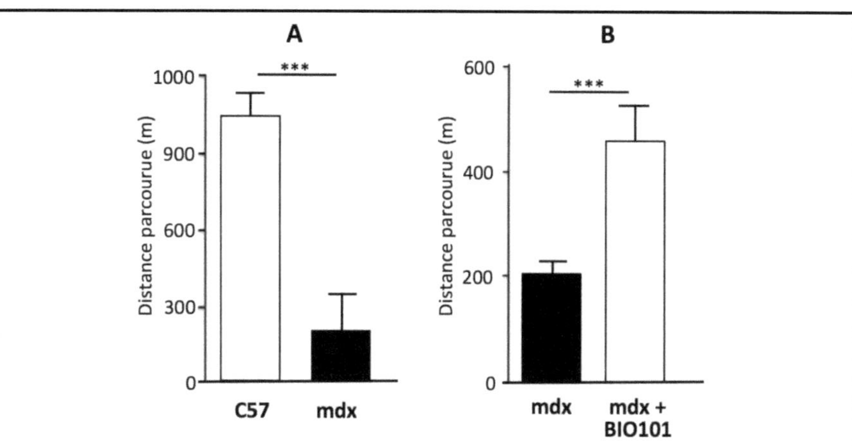

**Figure VI-5.** A représente la tolérance à l'effort des groupes de souris de fond génétique C57BL10 saines (C57) et mdx (mutées sur le gène de la dystrophine) non traitées. La figure B représente la tolérance à l'effort des groupes de souris mdx non traitées et mdx traitées par RUVEMBRI (BIO101) après deux mois de traitement.

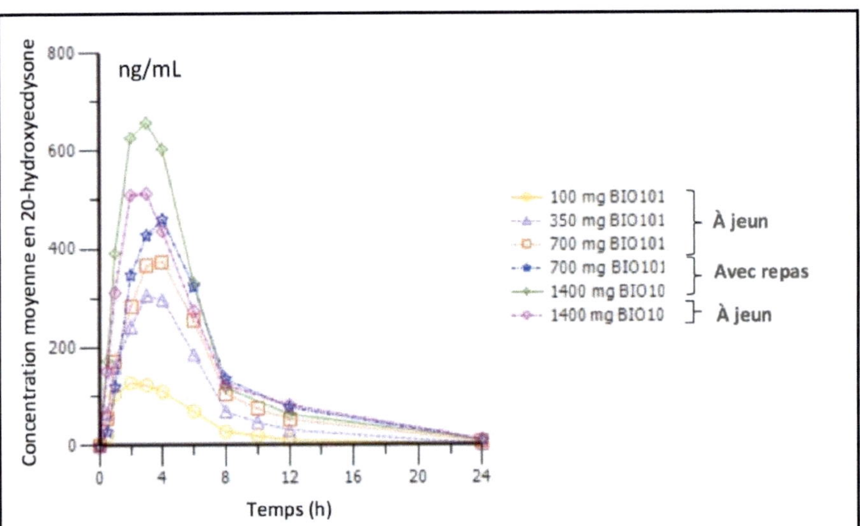


**Figure VI-6.** Étude pharmacocinétique des taux plasmatiques de 20E suite à une prise orale. L'analyse des taux plasmatiques de la 20E après une prise unique de RUVEMBRI (BIO101) montre que sa biodisponibilité orale est faible, en accord avec la taille et la structure de la molécule. Sa demi-vie chez l'homme est comprise entre 2 et 4 heures, ce qui a conduit à l'administrer deux fois par jour (matin et soir). L'exposition est mesurée par deux paramètres, la concentration plasmatique maximale atteinte (Cmax) et l'aire sous la courbe (AUC) correspondant à l'intégrale de la courbe de concentration calculée par exemple entre 0 et 24h.

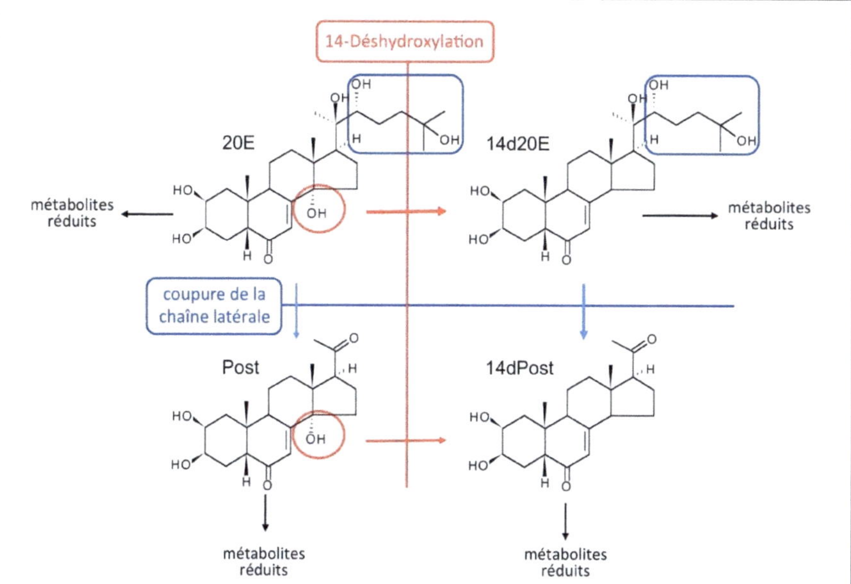


*Post : poststérone, 14dPost : 14-désoxy-poststérone ; 14d20E : 14-désoxy-20-hydroxyecdysone*

**Figure VI-7.** Principales transformations métaboliques de la 20E. Après administration orale, la 20E subit un métabolisme effectué en particulier par le microbiote intestinal, et probablement aussi dans le foie, qui est connu pour métaboliser les hormones stéroïdes endogènes. Le métabolisme primaire de la 20E comporte deux étapes : une 14-déshydroxylation et la coupure de la chaîne latérale. Ces métabolites peuvent ensuite subir à leur tour diverses réductions (cétone C-6, double liaison C-7-C-8, cétone C-20 pour les métabolites dépourvus de chaîne latérale) et sont éliminés essentiellement par voie fécale.

Lorsque des métabolites circulent à des niveaux significatifs (AUC $\geq$ 10 % de celle de la 20E), des études réglementaires sont nécessaires pour vérifier leur absence de toxicité. Il est également pertinent de savoir s'ils ont une activité similaire inférieure/supérieure à celle du composé parent, s'ils possèdent une activité différente (spécifique ?), ou s'ils ne représentent que des produits d'inactivation.

**Tableau VI-1.** Études réglementaires requises pour pouvoir réaliser une étude clinique.
De nombreuses études réglementaires sont requises lorsque l'on dépose une demande d'autorisation pour réaliser une étude clinique avec une molécule nouvelle (d'après Dinan et al., 2021).

| Activités non cliniques | Études | Étude clinique | | |
|---|---|---|---|---|
| | | Essais non médicaux | Phase 1 | Phase 2 |
| | **Requis réglementaires** | | | |
| Absorption | Pharmacocinétique | NA | ✓ | ✓ |
| | Toxicocinétique | NA | ✓ | ✓ |
| | Transporteurs (cellules Caco-2) | NA | ✓ | ✓ |
| Métabolisme | Métabolisme microsomal | NA | NA | ✓ |
| | Étude d'ADME | NA | NA | ✓ |
| | Inhibition/induction des CYPs | NA | ✓ | ✓ |
| | Identification des métabolites | NA | ✓ | ✓ |
| Toxicologie | Phototoxicité | NA | ✓ | ✓ |
| | Tests de génotoxicité (Ames) | NA | ✓ | ✓ |
| | Études toxicologiques répétées | NA | ✓ | ✓ |
| | Test des micronoyaux | NA | ✓ | ✓ |
| Distribution | Partition plasma/globules rouges | NA | ✓ | ✓ |
| | Liaison aux protéines plasmatiques | NA | ✓ | ✓ |

| Pharmacologie | Études *in vitro* | ✓ | ✓ | ✓ |
| | Études *in vivo* | ✓ | ✓ | ✓ |
| Pharmacologie de sécurité | Système cardiovasculaire | NA | ✓ | ✓ |
| | Système nerveux central et fonction respiratoire | NA | ✓ | ✓ |
| **Documents requis pour la soumission du dossier** | | | | |
| Dossier de médicament expérimental (IMPD) | | NA | ✓ | ✓ |
| Brochure d'investigation (IB) | | NA | ✓ | ✓ |
| Dossier technique sur le produit | | ✓ | NA | NA |
| Bibliographie relative au produit | | ✓ | NA | NA |
| Protocole de l'essai clinique | | ✓ | ✓ | ✓ |
| Consentement éclairé | | ✓ | ✓ | ✓ |
| Dossier sur les nouveaux médicaments (IND Package) pour la FDA (USA) | | NA | ✓ | ✓ |

NA : non applicable

# VII

## La sarcopénie et son traitement

*Entretien avec Jean Mariani*

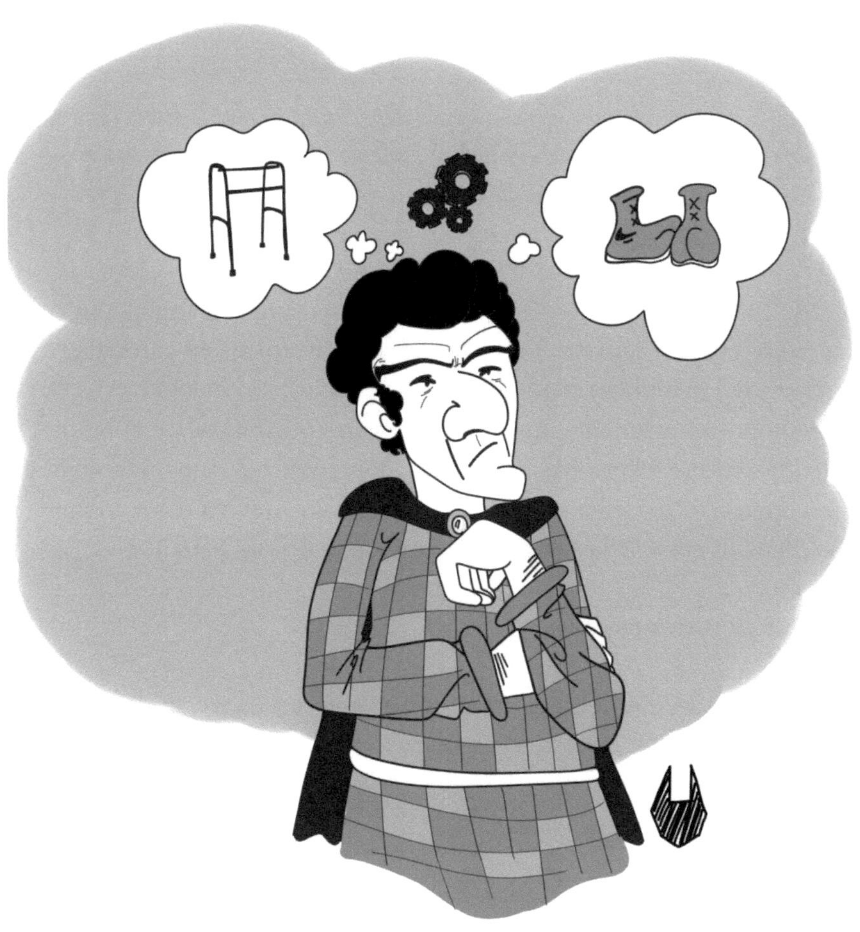

*Le professeur Jean Mariani a été directeur de l'Institut de la Longévité Charles Foix et directeur du Centre d'explorations fonctionnelles du sujet âgé au sein de cet hôpital, ainsi que directeur du laboratoire de Neurobiologie des Processus Adaptatifs UMR 7102 (CNRS-UPMC) ; c'est un expert en Neurosciences expérimentales et en Gérosciences au cours du vieillissement. Il est maintenant PU-PH émérite de la Faculté de Médecine de Sorbonne Université, et membre du Bureau et du Conseil d'administration du Gérontopole d'Île-de-France (Gérond'IF). Il est par ailleurs président du Conseil Scientifique de la société Biophytis.*

*— Professeur Mariani, nous allons donc développer un peu plus la thématique de la sarcopénie abordée précédemment avec le professeur Lafont et sur les essais cliniques concernant le produit phare de Biophytis. Pouvez-vous redéfinir ce qu'est la sarcopénie pour nos lecteurs ?*

**— JM :** Il est établi qu'avec l'âge, la masse musculaire et la fonction motrice (c'est-à-dire la capacité à effectuer des mouvements en particulier à marcher, etc.) diminuent et que cette diminution est physiologique. Cette diminution est « normale », mais chez certaines personnes, s'établit une fonte musculaire excessive, anormale, conduisant à une pathologie qu'on appelle « sarcopénie ». C'est une pathologie qui n'a été reconnue officiellement comme liée au vieillissement que depuis 2016.

*— Ses caractéristiques sont donc ?*

**— JM :** Il s'agit d'une diminution généralisée excessive de la masse musculaire et de sa force qui est associée à une dégradation de certaines qualités intrinsèques du muscle. L'ensemble pouvant impacter fortement les performances physiques et la qualité de vie des personnes qui sont concernées.

*— La sarcopénie est-elle évolutive ?*

**— JM :** Oui, la maladie peut s'aggraver avec le temps et cette diminution de la mobilité s'accompagne d'un risque de chutes élevé avec la possibilité de fracture, par exemple des fractures de côtes ou une fracture du col du fémur. Les chutes sont l'une des premières causes de mortalité par accident chez les plus de 65 ans. Chez les sujets âgés, il y a deux grands types de pathologies pouvant conduire à la perte d'autonomie : 1) le déclin cognitif associé à certaines maladies neuro-dégénératives comme la maladie d'Alzheimer ou autres démences ; 2) la réduction de la mobilité reliée en particulier à la sarcopénie qui est moins connue et moins relayée dans l'opinion publique, mais qui peut être extrêmement invalidante…

*— Quel est le nombre de séniors qui sont atteints par la sarcopénie en France ou en Europe ?*

**— JM :** Je me souviens qu'en 2016 pour l'Europe, il y avait environ 11 000 000 de personnes atteintes de sarcopénie et qu'on table sur une augmentation pour les années 2040 de plus de 60 ou 70 % des cas… c'est-à-dire environ 19 millions de sujets âgés atteints de sarcopénie en 2045.

*— C'est considérable ! Ce chiffre prévisionnel est dû au vieillissement de la population européenne ?*

**— JM :** Oui, et donc le traitement de cette pathologie est un enjeu de santé publique majeur, comme le reste des maladies liées à l'avancée en âge. Cet enjeu de santé publique majeur a aussi des conséquences sociétales et économiques majeures et c'est une des raisons qui font que le but des politiques publiques dans le monde est de promouvoir le vieillissement en bonne santé.

*— Comment diagnostique-t-on la sarcopénie chez le patient ?*

**— JM :** Ce qui est un peu compliqué avec la sarcopénie, c'est qu'elle associe le plus souvent une perte de masse musculaire et une baisse de la force musculaire et de la fonction motrice à la fois ; on insiste maintenant plutôt sur la perte fonctionnelle que sur la perte de masse. En fait il existe une sorte de zone grise dans le diagnostic entre le « normal » et le « pathologique », puisque tout le monde subit une baisse de la masse et de la fonction avec l'âge. Comme j'ai coutume de le dire, on ne court pas le 100 mètres à la même vitesse à 70 ans qu'à 16 ans… L'adresse et la réactivité d'un individu de 16 ans ne sont pas les mêmes que celles d'un individu de 70 ans. Il a donc été nécessaire de fixer des limites un peu arbitraires pour distinguer la sarcopénie du déclin moteur « normal », en établissant des échelles fonctionnelles qui établissent le diagnostic de sarcopénie, et quantifient le déficit moteur. Elles comprennent par exemple la mesure de la force de préhension à l'aide d'un dynamomètre, un test de lever de chaise ou de la marche sur 400 mètres. La composition corporelle peut aussi être évaluée par absorptiométrie biphotonique (DEXA) ou par impédancemétrie. Malheureusement l'ensemble des critères établis en Europe par exemple par « l'European Working Group on Sarcopenia in Older People (EWGSOP) » ne sont pas tout à fait les mêmes que ceux établis aux États-Unis. Ceci rajoute des difficultés dans l'établissement des diagnostics. C'est pourquoi la recherche continue pour trouver des biomarqueurs fiables ou de nouveaux examens de diagnostic comme la clearance de la créatine qui sont du domaine de la recherche. Mais on peut dire cependant que le diagnostic établi chez des personnes de plus de 65 ans, et qui utilise des paramètres d'évaluation de la masse musculaire par des tests cliniques et/ou des techniques d'imagerie est tout à fait fiable.



— *Vous pouvez donner un exemple de test physique et de ses normes, Professeur ?*

— **JM :** Évidemment pour les gens âgés, il y a une hétérogénéité de la population, puisque certains vont développer une sarcopénie et d'autres non. Bien souvent, les études ont été réalisées à partir de cohortes de patients qui sont assez hétérogènes, mais de plus les causes de la sarcopénie sont multifactorielles (figure VII-1). Il y a évidemment des lésions internes aux muscles, c'est-à-dire une inflammation chronique qui développe le stress oxydatif, et des effets liés à l'environnement ou à la trajectoire de vie des patients : un mode de vie trop sédentaire ou encore un certain degré de malnutrition ou des modifications des profils hormonaux, comme il peut aussi y avoir des comorbidités associées à la sarcopénie.

*— Comme l'obésité ?*

**— JM :** Oui, s'il y a une dégénérescence graisseuse des muscles, qui s'observe en particulier chez les gens obèses : on parle alors de la « sarcobésité ». Je voudrais aussi signaler qu'à côté de la sarcopénie liée à l'âge, il existe des sarcopénies dites secondaires, qui peuvent survenir sur des personnes immobilisées, par exemple après une fracture, mais aussi qui peuvent accompagner certains cancers et en aggraver le pronostic ou affecter la qualité du traitement. Biophytis a effectué quelques recherches précliniques sur l'effet de RUVEMBRI sur les souris ayant une patte immobilisée, mais pour l'instant nous n'avons pas de projet clinique en cours. Sur les altérations au niveau des muscles sarcopéniques qui favorisent la perte de fonctions liée à l'âge, il y a des observations moléculaires qui sont incontournables, mais de plus au cours du vieillissement, il peut y avoir une certaine instabilité, voire une dénervation partielle des jonctions neuromusculaires qui pourrait être impliquée dans la diminution de la force et qui est liée aussi à des mécanismes de remodelage et de disparition des synapses elles-mêmes… (Vous pourrez vous reporter au schéma en fin de chapitre.)

*— Ce que le professeur René Lafont rattache aux altérations de la capacité régénérative du muscle dans un autre chapitre…*

**— JM :** Tout à fait, puisque le muscle peut se régénérer et se réparer à partir de cellules souches adultes appelées les « cellules satellites » qui prolifèrent et qui se différencient ou qui fusionnent avec des fibres existantes ou encore qui fusionnent entre elles pour former de nouvelles fibres musculaires ; ces cellules souches peuvent jouer un rôle crucial dans l'intégrité du muscle et donc dans la préservation de la masse et de la fonction musculaire. Mais au cours du vieillissement, ce processus de régénération est moins efficace et il y a des phénomènes biologiques qui interviennent, comme la sénescence réplicative qui explique la diminution de ces cellules souches, voire leur disparition après un certain âge… Le réservoir de cellules satellites est réduit et même épuisé chez des gens qui ont 70 ou 80 ans : c'est une hypothèse qui n'a pas été totalement démontrée, mais qui est plus que probable (figure VII-2)…

*— Hypothèse qui est reprise par vos collaborateurs à plusieurs reprises dans ce livre.*

**— JM :** Sur le rôle de la perte des cellules satellites dans la sarcopénie, il y a des études contradictoires en particulier sur les modèles animaux.

*— Que nous avons évoquées précédemment avec le professeur Lafont.*

**— JM :** Certes, mais ce dont je vous parle, ce sont à la fois des modèles animaux et des résultats chez l'homme. Mon constat est que les données ne sont pas si claires qu'on voudrait l'admettre, à la fois dans la littérature médicale et dans les études de cas générées par les laboratoires. Il n'est pas si évident de savoir si les perturbations des cellules satellites contribuent directement à la perte musculaire au cours du vieillissement. Il y a des dégradations des protéines dans le muscle comme dans d'autres organes et aussi des dysfonctionnements des mitochondries dans le muscle âgé où le nombre de mitochondries endommagées augmentent. Elles produisent des espèces réactives de l'oxygène qui sont à l'origine du stress oxydatif qui favorise l'atrophie musculaire. Nous observons une série de phénomènes dont les contributions respectives ne sont pas encore totalement bien comprises mais qui se conjuguent pour conduire à la perte et à la dégradation musculaire, facteur de risque majeur pour l'autonomie motrice.

*— C'est donc là qu'intervient le produit phare de Biophytis, le RUVEMBRI qui s'attaque directement à ce problème de la sarcopénie liée à l'âge.*

**— JM :** Oui, et comme vous le savez, la société Biophytis a obtenu, avant de se lancer dans des essais cliniques, des données remarquables in vivo et in vitro sur la souris âgée, qui révèlent que l'administration du

RUVEMBRI peut compenser l'atrophie musculaire. Dans l'histoire des essais cliniques sur la sarcopénie, il y avait une cible a priori intéressante, c'était la myostatine, parce que cette protéine est connue pour pouvoir entraîner une atrophie musculaire et certains laboratoires ont développé des inhibiteurs de myostatine. Mais tous les essais réalisés à partir de ces inhibiteurs se sont conclus par des échecs. Potentiellement, il y a d'autres molécules qui peuvent être intéressantes dans le traitement de la sarcopénie, mais elles n'ont quasiment pas été étudiées d'un point de vue clinique. Donc aujourd'hui, le seul vrai candidat-médicament qui est étudié depuis plusieurs années et qui fait l'objet de tests cliniques, c'est notre RUVEMBRI. Évidemment, l'histoire de RUVEMBRI, médicament de la sarcopénie n'est pas encore totalement écrite. Si on veut résumer, il y a eu 3 étapes dans ce programme clinique. La première qu'on appelait « Sara PK » était une phase basée sur l'étude de la sécurité du RUVEMBRI et de son utilisation chez les sujets âgés. Cette phase 1 effectuée il y a quelques années a permis de vérifier la sécurité d'administration et d'analyser le profil pharmacocinétique du produit. Elle a aussi permis de sélectionner les doses données pour un essai clinique sur des patients. Biophytis a fait ensuite un essai qui s'est appelé « SARA OBS », pour étudier les caractéristiques de la population cible et son évolution sur plusieurs mois, mais sans administration de RUVEMBRI de manière à établir les paramètres nécessaires à l'essai de phase 2. La deuxième phase, c'est l'essai clinique « SARA INT » qui a étudié l'effet de RUVEMBRI contre placebo sur une population de patients sarcopéniques.

*— La phase complémentaire SARA OBS était une étude observationnelle du possible panel d'utilisateurs, en quelque sorte ?*

**— JM** : Exactement ; enfin, dans l'essai de phase 2 appelé SARA INT, nous avons donné à une population de patients soit le produit RUVEMBRI soit des placebos (figure VII-3). Dans cet essai, nous avons voulu étudier l'efficacité et la sécurité du produit « RUVEMBRI ». Nous nous sommes moins focalisés sur la masse musculaire des patients que sur les paramètres fonctionnels, car l'une des raisons pour lesquelles les inhibiteurs de myostatine n'avaient pas marché dans l'exemple que j'ai donné plus tôt, c'est que les chercheurs et médecins concernés s'étaient intéressés surtout à la masse musculaire. Nous avons procédé à l'administration du produit pendant 6 mois sur notre panel de patients et nous avons obtenu des résultats encourageants. Pour ce panel d'utilisateurs, nous avions d'ailleurs « screené » plus de 1 200 personnes pour n'en retenir que 233 de par nos critères de sélection des patients. Et sur ces 233 patients, qui ont été divisés en deux groupes, une partie recevait un placebo et une partie recevait le « RUVEMBRI ».

*— Je crois savoir que cette étude a été perturbée par l'arrivée du COVID-19 et de sa pandémie mondiale…*

**— JM :** Oui, l'arrivée du COVID-19 a fait que certains patients ont été « perdus » parce qu'ils ne sont pas revenus pour continuer l'essai clinique… Pour différentes raisons, la pire étant celle que vous devinez… Au lieu de faire un essai sur 6 mois, nous avons été obligés de le prolonger sur 9 mois. Du fait du COVID-19, nous avons perdu des données… mais nous avons pu tout de même réaliser une série d'études interventionnelles notables…

*— Par exemple ?*

**— JM :** Nous avons créé 3 groupes ; un groupe placebo, un groupe qui recevait 2 doses de 175 mg par jour et un groupe qui recevait 2 doses de 350 mg par jour.

*— Sur combien de temps ?*

**— JM :** En tout et pour tout, sur à peu près 25 ou 26 semaines de traitement. Finalement, pour la viabilité de l'étude, nous avons pu inclure 233 participants malgré l'épidémie de COVID-19 et les restrictions liées à la crise sanitaire d'alors. Dans cet essai, nous avons pu réaliser des analyses détaillées comprenant l'analyse de l'ensemble des patients, mais aussi des analyses portant sur certains sous-groupes de patients avec des sujets qui étaient obèses, des sujets qui étaient particulièrement atteints par des atrophies musculaires, etc.

*— Quel était, Professeur, le critère principal d'étude ? Physique, j'entends…*

**— JM :** Le critère principal a été l'étude de la vitesse de marche d'un patient sur 400 mètres. Pour les 3 groupes précédemment cités.

*— Pour les patients sous placebo, sous 175 mg et ceux sous 350 mg…*

**— JM :** Oui et aussi avec d'autres variantes de dosages. On a alors constaté à l'étude soumise à l'analyse statistique qu'il s'est révélé très prometteur et proche de la signification statistique pour la dose de 350 mg 2 fois par jour pendant 6 mois administrée par voie orale et même statistiquement significatif pour la vitesse de marche dans la population dite « conforme au protocole » (figure VII-4). Dans les analyses des sous-groupes, le RUVEMBRI paraît particulièrement intéressant pour les participants qui ont le plus grand risque de détérioration musculaire. Il y a des échelles de mesure (l'échelle SPPB) qui permettent d'établir le diagnostic pour des sujets plus ou moins atteints. Et à la vue des résultats, le RUVEMBRI a prouvé qu'il avait un avantage majeur et que son profil de sécurité, même après 9 mois de dosage, restait très bon. Nous avons évidemment fait toutes les séries de mesures qui s'imposaient pour permettre de conclure ceci., et notamment une série de mesures considérant des critères dits secondaires. Nous avons aussi mesuré toute une série de ce qu'on appelle les biomarqueurs, c'est-à-dire des critères biologiques dont la modification des taux était éventuellement significative ; certains de ces paramètres biologiques sont encore en cours d'analyse.

*— L'ensemble de ces précieuses données récoltées vous ont alors permis d'envisager la phase 3 ?*

**— JM :** Oui, même si nous attendons encore quelques compléments d'information… nos conclusions sont qu'on a obtenu des résultats que l'on peut qualifier de prometteurs. Dans la démarche qui convient à une véritable étude scientifique, il est difficile d'affirmer… et donc nous étudions aujourd'hui le programme qui sera nécessaire à la mise en place de cette fameuse phase 3.

*— Une phase 3, si j'ai bien compris les propos de Stanislas Veillet, qui nécessite non seulement beaucoup de temps, mais aussi beaucoup d'investissements… sans oublier que différentes agences de contrôles liées à la pharmacologie, particulièrement pour les phases cliniques, qui se « mêlent de la partie », si je puis dire…*

**— JM :** Oui, c'est une discussion permanente qui s'engage, avec notamment, et entre autres, l'Agence européenne du médicament…

*— Revenons un instant sur le test du « 400 mètres ». C'est facile à pratiquer, notamment pour les personnes atteintes de sarcopénie. Vous pouvez en dire davantage ?*

**— JM :** C'est ce qui s'appelle en anglais un critère de « Mobility/Disability » ; il s'agit pour le patient de savoir s'il peut marcher 400 mètres en un temps ne dépassant pas 15 min et de mesurer ce temps. Ce test fonctionnel est reconnu comme particulièrement important, parce qu'il est considéré comme étant un critère global, qui répond à plusieurs situations de handicaps liés ou non à la sarcopénie. Prenons par exemple le cas d'une atrophie après une facture… ou les conséquences d'une chute.

*— C'est donc un critère qui reflète assez bien l'état de sévérité de la sarcopénie chez le patient.*

**— JM :** Oui, il a d'ailleurs été utilisé dans de grandes études européennes et le consortium le recommande pour valider les tests. Ce qui est intéressant, c'est qu'il s'agit d'un critère primaire global et facilement analysable.

*— Oui, un critère simple basé sur la performance physique en fait. Et donc pour notre phase 3 ?*

— **JM** : Le démarrage de la phase 3 dans notre domaine, ça sera une première mondiale. Aucune autre compagnie, même les plus grandes compagnies au monde, n'a fait une phase 3 dans ce domaine particulier.

— *Les espoirs de Biophytis sont donc immenses ?*

— **JM** : Oui, et surtout pour les patients. Mieux vieillir et mieux vivre sa vieillesse, c'est la promesse de jours meilleurs pour des millions de personnes. On espère pouvoir la démarrer en 2024/2025 ; cependant après cette phase 3 pour la sarcopénie, si elle est positive, il reste encore un assez long chemin à parcourir. Ce chemin a d'ailleurs été une de mes surprises en tant que chercheur fondamentaliste… mais nous y reviendrons. Donc, pour cette phase 3, il y a encore une série d'éléments administratifs, ou plutôt des étapes à passer pour obtenir l'autorisation de mise sur le marché de notre RUVEMBRI. Donc je crois qu'il faut être prudent sur les dates que nous pourrions avancer.

— *Sans parler des levées de fonds nécessaires pour arriver au terme de cette aventure…*

— **JM** : Oui, et l'argent en recherche, comme dans beaucoup d'autres activités, c'est le nerf de la guerre.

— *L'argent, le temps et les autorisations… d'ailleurs, en termes de délais ; combien de temps peut durer cette phase 3 ?*

— **JM** : Il ne faut pas sous-estimer la durée des « travaux », à mon avis ; sur une phase 3 qui commence en 2024, il faut compter une année d'approche, de mise en place de l'étude et des protocoles, pour un résultat efficient à l'aube de 2028… c'est là la « beauté » des études sérieuses… et des ensembles des tests cliniques et biologiques qui témoignent de l'efficacité et la sécurité du produit testé qui conduit dans les cas favorables à une diminution significative des symptômes de l'affection étudiée et des risques cliniques qu'elle peut induire… La piste principale, comme je l'ai déjà expliqué, est l'idée de s'intéresser à des critères d'efficacité sur la fonction motrice et la force musculaire plutôt qu'à l'augmentation de la masse musculaire ; l'idéal est bien entendu non seulement de constater l'amélioration clinique des patients mais aussi de comprendre comment le produit endigue les dégradations musculaires liées à la sarcopénie.

*— Et donc à la « récupération fonctionnelle » si j'emploie le terme utilisé par le professeur Lafont.*

**— JM :** Oui, comme nous l'avons indiqué on s'intéresse maintenant à la récupération de la force et à l'amélioration des index de mobilité. À la lumière des résultats obtenus pendant la phase 2 sur certains sous-groupes, les équipes de Biophytis vont se concentrer dans la phase 3 sur des formes de la maladie un peu plus graves que celles étudiées dans la phase 2, et vont utiliser certains nouveaux critères d'évaluation. C'est d'ailleurs une demande des grandes agences sanitaires américaines (FDA) ou européennes (EMA) d'utiliser des critères qui peuvent refléter des effets plus globaux de la maladie comme le risque de chute et de fracture, voire l'effet sur la mortalité globale, ce qui est loin d'être simple ! … Il n'y a que quelques années que la sarcopénie n'est pas seulement un déclin physiologique lié à l'âge, mais une véritable maladie facteur d'incapacité motrice majeure, de perte d'autonomie invalidante pouvant conduire à une augmentation de la mortalité… Il est dès lors essentiel, je le répète, de se concentrer sur des critères de force et des critères de mobilité fiables, car n'oublions pas que ces critères sont les plus proches des risques de mortalité causés par la maladie.

*— Merci pour cet entretien, Professeur, nous nous retrouverons au prochain chapitre pour les effets des produits de Biophytis sur des cas de COVID-19 graves.*

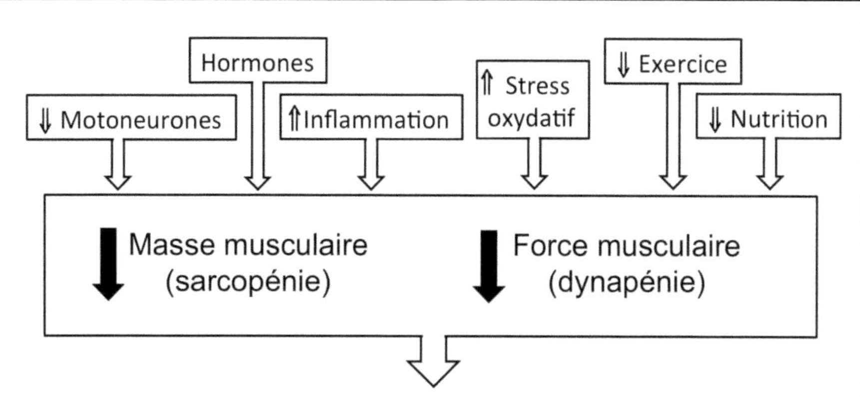



**Figure VII-1.** La sarcopénie qui aboutit à une perte progressive d'autonomie a une origine multifactorielle : mauvaise nutrition, vie sédentaire et dysfonctionnements multiples (des neurones moteurs, des hormones…).

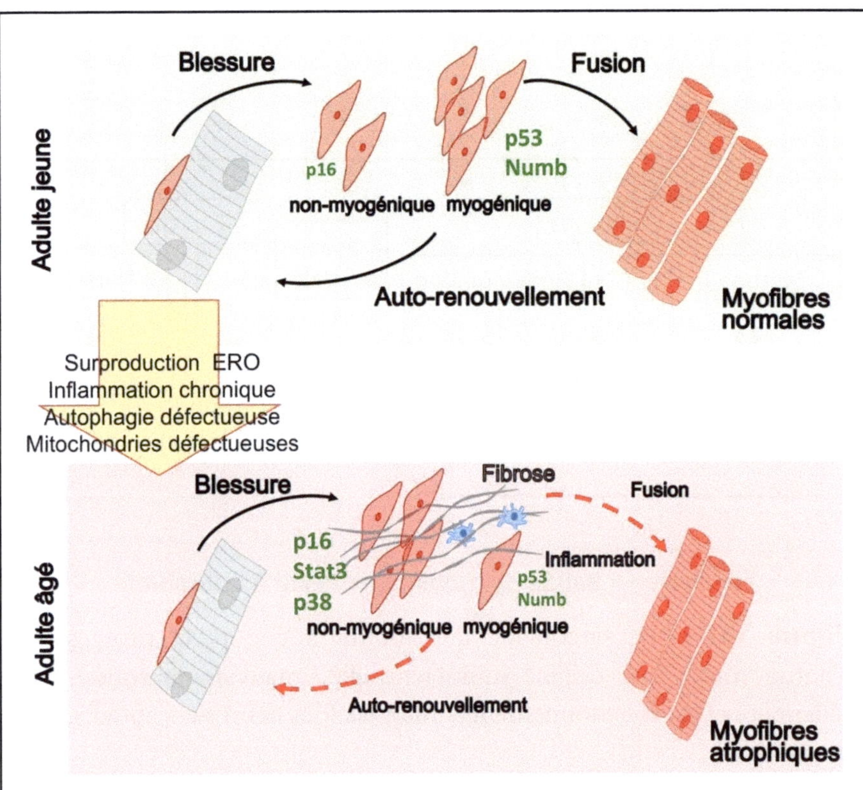


**Figure VII-2.** La sénescence des muscles squelettiques se traduit par une baisse des capacités de régénération/renouvellement des cellules satellites (redessiné et traduit d'après Sacco et al., 2021).

Stat3, p16, p38, p53 et Numb représentent des facteurs régulateurs impliqués dans la prolifération et la différenciation des cellules satellites.

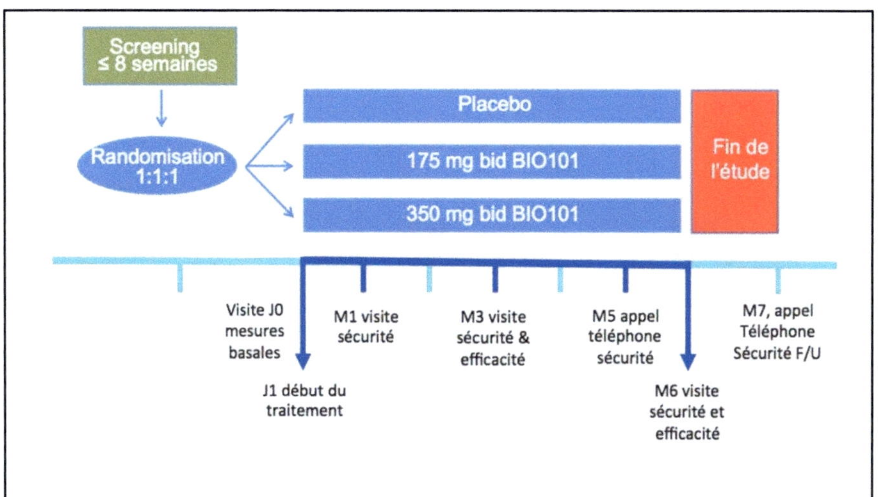



**Figure VII-3.** Plan de l'étude clinique SARA-INT – voir texte pour explications.

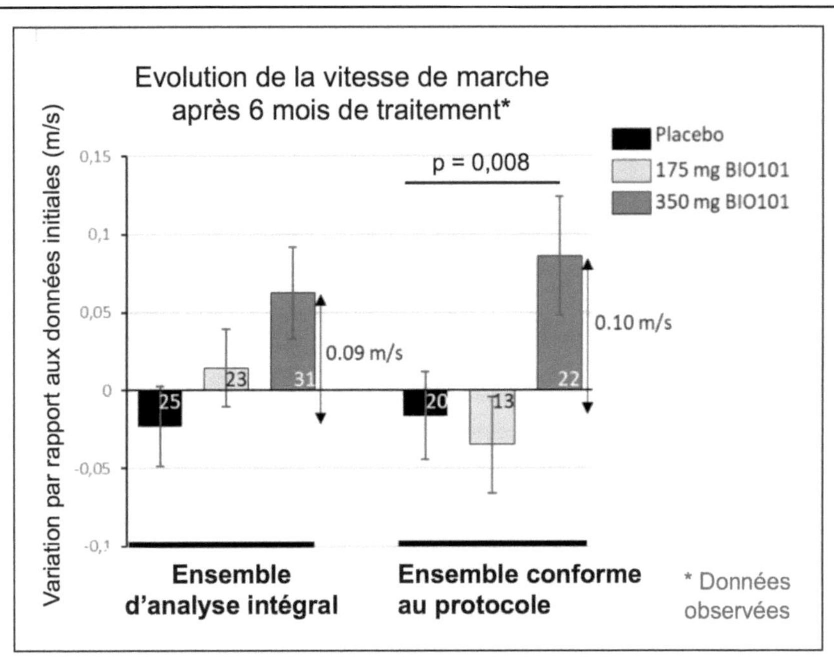


**Figure VII-4.** Le traitement avec la forte dose de RUVEMBRI pendant 6 mois se traduit par une amélioration de la vitesse de marche par rapport au groupe placebo.

L'effet du traitement est statistiquement significatif dans la population pp, **dite « conforme au protocole »** à 6 mois (p = 0,008). RUVEMBRI a un très bon profil de sécurité pour des doses de 175 mg et 350 mg deux fois par jour, sans effet indésirable grave.

# VIII

## Le COVID-19 et son traitement

*Entretien avec Jean Mariani*

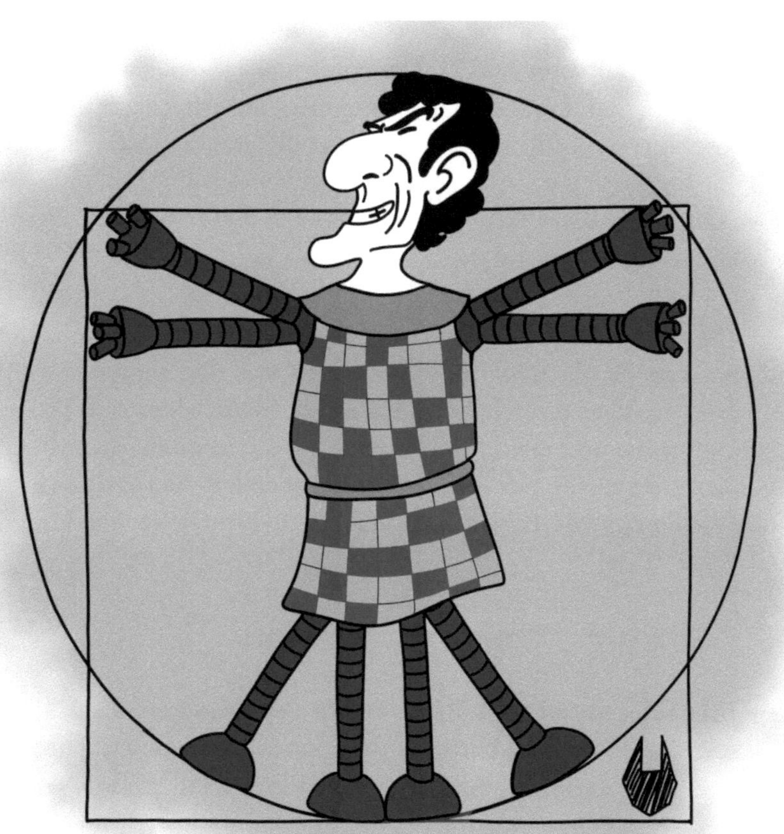

*— Qu'est-ce qui vous a donné l'idée de repositionner RUVEMBRI sur le traitement des pathologies respiratoires liées au COVID ?*

**— JM :** C'est en revenant au mécanisme d'action du produit, puisqu'on l'a déjà dit plusieurs fois, RUVEMBRI agit sur le système rénine-angiotensine et la clé de ce système est l'équilibre subtil entre 2 peptides : l'angiotensine 2, et l'angiotensine 1-7 (7 acides aminés). Ce qui détermine l'importance relative ou le poids relatif de ces 2 peptides, c'est un enzyme de conversion qu'on appelle l'ACE2. Ce dernier transforme l'angiotensine 2 en angiotensine 1-7 et le fait n'est pas sans importance, parce que ces deux peptides initient chacun une chaîne de réactions moléculaires complexes et différentes dans leurs actions.

*— Nous avons abordé brièvement ce sujet avec le professeur René Lafont… La notion que vous évoquez est sans doute celle du « bras moléculaire » ?*

**— JM :** Tout à fait… Ce bras moléculaire (c'est-à-dire l'enchaînement d'une série de réactions moléculaires en aval de l'angiotensine 2) est un bras toxique pour les cellules et les tissus, alors que l'angiotensine 1-7 initie un bras moléculaire qui est au contraire protecteur. Cet équilibre est régulé par l'enzyme de conversion ACE2 et il se trouve que justement l'ACE2 est la molécule sur laquelle se fixe le virus du COVID-19.

*— La relation est effectivement plus qu'intéressante…*

**— JM :** En se fixant sur l'ACE2, et cela a été étudié en détail, il l'inhibe, de sorte que l'équilibre entre les deux bras, le toxique et le protecteur, est rompu en faveur du bras toxique ; donc quand le virus se fixe sur l'ACE2, c'est le bras toxique qui domine et entraîne par une chaîne de réactions moléculaires, une vasoconstriction, une inflammation, de la fibrose, du stress oxydant ou encore de la souffrance et de la sénescence cellulaire (figure VIII-1).

*— On sait comment agit RUVEMBRI dans la situation ?*

**— JM :** Il agit en haut de la chaîne du bras protecteur, juste sur un récepteur qu'on appelle MAS, sur lequel se fixe aussi l'angiotensine 1-7, et donc le fait qu'il y ait moins d'angiotensine 1-7, et que le système soit « balancé » vers le bras toxique, est compensé par le fait que RUVEMBRI en stimulant le récepteur MAS active le bras protecteur (figure VIII-1) ; c'est donc en connaissant à la fois le mécanisme d'action de RUVEMBRI sur le système rénine-angiotensine et le fait essentiel que le virus se fixe sur l'ACE 2, que nous est venue l'idée de voir si cette molécule « miracle », le RUVEMBRI, ne pouvait pas contrer l'effet du virus en activant le bras protecteur et en contrôlant dans les formes sévères les symptômes, en particulier respiratoires chez le sujet COVID.

*— C'est donc à partir de l'approche de Biophytis sur le traitement de la sarcopénie que s'est faite cette découverte.*

**— JM :** Ce qui est intéressant, c'est que l'activation du récepteur MAS par RUVEMBRI produit un certain nombre d'effets qui agissent contre les effets délétères du COVID-19 et en particulier dans la pathologie respiratoire : effets anti-inflammatoires, antithrombotiques et protecteurs des cellules du poumon et il y en a bien d'autres.

*— Oui, et c'est évoqué précédemment…*

**— JM :** Il y a d'autres effets, parce que le système rénine-angiotensine est un système hormonal présent dans les tissus de nombreux organes et pas uniquement dans les poumons ; il y a une corrélation claire entre les manifestations « multi organes » du COVID-19 et la distribution tissulaire de l'ACE2. Cette distribution de l'ACE2, on la trouve non seulement sur les cellules alvéolaires du poumon (figure VIII-2.), mais aussi dans le rein, dans le système gastro-intestinal, dans le système nerveux, dans le système cardiovasculaire… Donc en agissant sur le système MAS, RUVEMBRI peut avoir un effet protecteur dans de nombreux tissus et il se trouve que ces tissus sont souvent ceux qui sont affectés dans les symptômes multiples du COVID. Parmi ces pathologies, il y en a une qui est essentielle dans les formes graves du COVID, c'est l'insuffisance respiratoire aiguë (ARDS des auteurs anglo-saxons pour Acute Respiratory Distress Syndrom) avec hypoxémie importante malgré l'administration d'une oxygénothérapie et œdème pulmonaire (figure VII-3). Et justement comme il a été dit précédemment, Biophytis a déjà constaté que RUVEMBRI compensait cette insuffisance respiratoire sur d'autres modèles animaux précliniques comme celui de la myopathie de Duchenne où apparaît secondairement une atteinte respiratoire.

*— Oui, à partir de la fameuse étude détaillée sur des modèles animaux… qui d'ailleurs fut le déclencheur du processus de recherche que nous abordons ici.*

**— JM :** Ceci a été confirmé par le fait que chez le hamster infecté par le virus du COVID, l'administration de RUVEMBRI diminue les déficits respiratoires (figure VII-5) et Biophytis a réalisé une étude détaillée et positive s'appuyant sur l'étude des paramètres propres à la fonction respiratoire comme la compliance, la résistance, etc.

*— Tous ces éléments vous ont donc conduits très logiquement à l'idée que le RUVEMBRI pouvait être le médicament de la situation, si je puis dire.*

**— JM :** Les résultats précliniques étaient là en tous cas. RUVEMBRI peut être un médicament possible pour lutter en particulier contre l'insuffisance respiratoire aiguë déclenchée par le COVID. Nous avions à la fois des arguments basés sur des modèles animaux et des arguments théoriques solides…

*— Il n'y avait plus alors qu'à se lancer dans des essais cliniques.*

**— JM :** Nous avons donc réalisé un essai clinique qui était randomisé en double aveugle, c'est-à-dire le RUVEMBRI contre un placebo avec une étude qui est ce qu'on appelle un essai de phase 2-3, c'est-à-dire en continu ; ce n'est pas une phase 2 interrompue pour faire ensuite une phase 3 (figure VIII-6).

— *L'avantage d'une phase 2-3 ?*

— **JM** : Elle se présente sous des formes plus efficaces et plus rapides… c'est-à-dire qu'on commence les essais sur un échantillon de malades, sous l'égide d'un comité d'experts indépendants qui suit les résultats obtenus et qui ne les communique pas à l'entreprise, par contre ce comité, en fonction des résultats, suggère à la compagnie qui a lancé cet essai (Biophytis ici) de poursuivre l'essai ou non. Donc, puisque nous avions passé les étapes critiques, nous avons enchaîné.

— *Pour quels types de patients ?*

— **JM** : Des patients âgés de 55 ans et plus atteints de formes sévères du COVID, c'est-à-dire avec une atteinte de la fonction respiratoire…

— *Donc des patients en danger de mort ?*

— **JM** : Oui, dans tous les cas atteints des formes sévères… Nous nous sommes intéressés à des patients qui présentaient des symptômes témoignant d'une atteinte respiratoire aiguë avec une augmentation de la fréquence cardiaque et surtout une baisse de la saturation d'oxygène dans le sang inférieure à 92 %… Ce sont des patients qui se trouvaient être hospitalisés, mais qu'on n'avait pas encore eu besoin de faire passer en réanimation ; c'est-à-dire des gens qui étaient à risque d'être placées sous ventilation assistée. L'idée, c'était d'éviter l'état critique et le passage en réanimation par l'administration par voie orale du RUVEMBRI… Nous avons lancé cet essai clinique à la fois en Europe, aux États-Unis et au Brésil. En Europe, il y avait une douzaine de centres entre l'Angleterre, la France et la Belgique, et aux États-Unis et au Brésil, il y avait 17 centres cliniques. Le Brésil a été particulièrement pertinent pour nous.

— *Quels ont été les critères qui ont été employés pour ces essais ?*

— **JM** : Ce sont toujours des critères primaires et des critères secondaires ; le critère primaire, c'était la réduction du risque de mort observée sur les patients après 28 jours de traitement. On a aussi étudié la proportion des participants qui présentaient des critères négatifs, c'est-à-dire la mortalité, quelle qu'en soit la cause, ou la déficience respiratoire nécessitant le passage en réanimation avec ventilation mécanique… (Figure VIII-6.)

*— Et pour les critères secondaires ?*

— **JM** : Les critères secondaires comportaient en particulier la proportion des participants qui ont eu des événements positifs, c'est-à-dire qui sont sortis de l'hôpital ; malheureusement nous n'avons pu finalement étudier que 233 participants. Nous aurions voulu réaliser cet essai sur un plus grand nombre de patients, mais nous avons subi nous aussi les contraintes sanitaires liées à la pandémie mondiale… Nous avons pu inclure des patients en nombre puis est arrivé un moment où sous l'action de plusieurs facteurs dont la vaccination, le nombre de cas sévères a diminué… La société Biophytis a été obligée de s'arrêter avant d'atteindre le nombre qui avait été suggéré par le comité indépendant…

*— Ce qui est impressionnant, c'est que l'ordonnateur de cette recherche, c'est-à-dire Biophytis, ne connaît pas les résultats intermédiaires pendant toute l'opération, on ne lui communique rien…*

— **JM** : Oui, principalement pour que l'essai ne dévie pas, pour qu'il n'y ait pas de biais. Le comité de pilotage de l'essai qui a accès, lui, aux données, examine ces données et, une fois l'essai terminé, transmet les résultats et les données recueillies à la société qui pourra à ce moment-là les analyser de façon approfondie en particulier par des tests statistiques multiples. Ces analyses ont permis d'affirmer que le RUVEMBRI a réduit la proportion de patients qui avaient une défaillance respiratoire ou qui connaissaient une mort prématurée… La réduction du risque était de 44 % (figure VIII-7).

*— Ce qui est plutôt bien…*

**—JM :** Ce qui est remarquable et statistiquement significatif… Il est apparu aussi que l'utilisation du RUVEMBRI a réduit le temps d'hospitalisation des patients concernés. Évidemment, comme dans les autres essais effectués avec le produit RUVEMBRI, les effets secondaires négatifs étaient beaucoup plus importants dans le groupe placebo que dans le groupe traité, ce qui est cohérent avec les données sur la sécurité du produit qui avaient déjà été notées pendant les études sur la sarcopénie. Ce qui est intéressant dans le cas particulier du COVID, c'est la singularité de ce produit par rapport aux autres médicaments qui ont été proposés, à savoir que RUVEMBRI n'appartient pas à la classe des médicaments qui sont uniquement anti-inflammatoires ou antiviraux : il agit à un autre niveau dans la chaîne des troubles moléculaires induits par la pathologie et augmente de façon générale la résilience au stress dans les tissus et dans ce cas dans les tissus infectés par le coronavirus du Covid, à savoir le Sars-Cov-2.

*— Pouvez-vous en dire davantage sur les réactions et son rôle, Professeur ?*

**— JM :** Je vais employer un mot qui a été très utilisé pendant la pandémie et presque trop même s'il existait auparavant ; c'est celui de résilience, mais nous autres biologistes nous parlons d'un concept précis, celui de la résilience cellulaire au stress. RUVEMBRI augmente la résilience cellulaire au stress, donc il est protecteur contre certains stress auxquels sont soumises les cellules dans différents tissus affectés après l'infection par le coronavirus du Covid, à savoir le Sars-Cov-2. RUVEMBRI protège en particulier contre le stress des cellules des alvéoles pulmonaires et les phénomènes que ce stress induit, par exemple l'inflammation, la fibrose, etc. ; cette action protectrice générale ouvre la voie à ce que RUVEMBRI soit capable de protéger les poumons dans des pathologies respiratoires aiguës autres que celles causées par le virus du Covid ! Cette action est beaucoup plus générale que celle d'un médicament antiviral ciblé sur un type ou une famille de virus donné, et qui ne protège que contre cette famille.

*— Et en ce qui concerne le ou les vaccins contre le COVID ?*

**— JM** : L'action de la vaccination a été positive. Elle a limité l'expansion de la maladie et elle nous a fait sortir d'une pandémie massive. Cependant, il reste des cas où l'infection virale par le COVID-19 déclenche une forme sévère de COVID-19 avec des insuffisances respiratoires importantes pouvant nécessiter un passage en réanimation et une mortalité assez importante ; ce danger existe chez des personnes à risque, c'est-à-dire principalement les personnes âgées ou les personnes immunodéprimées chez qui le virus a une action plus sévère et la vaccination est moins efficace ; ces personnes à risque présentent en plus des maladies associées (on parle de comorbidités) qui peuvent s'aggraver et aussi entraîner le décès du patient.

*— Donc effectivement, on a encore besoin d'un médicament.*

**— JM** : Oui, comme nous l'avons dit, l'effet protecteur de RUVEMBRI a été démontré pour les formes sévères du COVID-19 dans l'essai COVA et ces résultats vont être incessamment publiés dans un article qui est accepté pour publication et va paraître d'ici peu dans une très bonne revue appartenant au groupe d'édition Lancet ; par ailleurs, Biophytis, en collaboration avec l'Université de Liège, teste actuellement un éventuel effet protecteur de RUVEMBRI sur des syndromes respiratoires aigus (ARDS) induits sur des modèles animaux par d'autres virus comme celui de la grippe (virus H1N1) ou du virus respiratoire syncitial (virus RSV) : en fonction des résultats obtenus, nous envisageons de redéclencher un essai clinique plus large que celui qui a eu lieu sur le COVID-19, ciblant des ARDS induits non seulement par le virus du COVID-19 mais aussi par d'autres infections respiratoires virales qui peuvent se développer dans les prochaines années.

*— Et elles ne manquent pas…*

**— JM** : Oui, bien sûr ; déjà une des manifestations majeures du virus du COVID-19 est justement ce syndrome d'insuffisance respiratoire aiguë appelé ARDS par les auteurs anglo-saxons (« Acute Respiratory Distress Syndome »).

Il y a un vaccin dont de nouvelles versions adaptées aux nouveaux variants apparaissent tous les ans et qui est relativement protecteur pour les personnes à risque… mais la nécessité de vaccinations répétées est parfois mal comprise, voire suscite une certaine défiance et donc des cas graves et des décès existent encore tous les ans lors d'infection par le virus Sars Cov-2 sur lesquels notre médicament est efficace.

De plus, d'autres virus peuvent déclencher des ARDS comme le virus de la grippe (H1N1) ou comme le virus respiratoire syncytial (RSV) et même le virus de la grippe aviaire (virus H5N1) qui pourrait passer chez l'Homme… Il existe et il existera toute une série de virus qui pourraient déclencher une insuffisance respiratoire aiguë. L'intérêt de RUVEMBRI, même si le COVID-19 est mieux contrôlé ou sera mieux contrôlé par l'effort extraordinaire qui a été fait sur les vaccins, est donc potentiellement plus large que les formes sévères du COVID-19 (sujets âgés ou immunodéprimés) et peut s'étendre vers d'autres pathologies respiratoires aiguës qui vont se développer dans les années à venir. Et RUVEMBRI aura de plus l'avantage d'un spectre de protection plus large que celui des médicaments antiviraux spécifiques qu'il faudra mettre au point pour chaque infection virale nouvelle. Le XX$^e$ siècle a été le siècle des antibiotiques, du contrôle des microbes, même s'il y a des résistances, et le XXI$^e$ siècle risque d'être celui de l'émergence des pathologies respiratoires virales ; nous avons réalisé avec RUVEMBRI un essai qui est positif sur les formes graves du Covid ; cet essai est positif alors que d'autres essais utilisant des médicaments connus du système rénine-angiotensine mais agissant sur d'autres cibles dans ce système ont été négatifs. Nous n'avons pas encore obtenu l'autorisation de mise sur le marché, cela prend du temps, mais nous avons très bon espoir…

*— Oui, Stanislas Veillet nous l'explique fort bien dans un chapitre de ce livre.*

**— JM** : Oui bien sûr, il y a encore un long chemin pour transformer notre molécule qui a fait une phase 3 positive en médicament ayant obtenu l'AMM ! Et pour cela, il faut obtenir d'abord ce qu'on appelle en français un usage compassionnel, c'est-à-dire la possibilité, moyennant des dossiers et des démarches motivées, d'obtenir l'autorisation d'accès en urgence. Mais compte tenu du fait que notre phase 2-3 sur le COVID-19 a été un peu limitée par l'absence de patients, en parallèle, nous voudrions lancer un nouvel essai de phase 3 (COVA 3) sur les pathologies respiratoires en l'appliquant non seulement au COVID, mais aussi aux autres virus respiratoires dont je vous ai parlé un peu plus tôt. Et en même temps nous discutons d'une collaboration avec l'Institut Pasteur sur des études de RUVEMBRI sur certains modèles animaux chez la souris avec des virus respiratoires.

*— Merci, Professeur Mariani, pour toutes ces précisions et l'explication par le menu du rôle du RUVEMBRI dans le traitement des détresses respiratoires liées au COVID.*

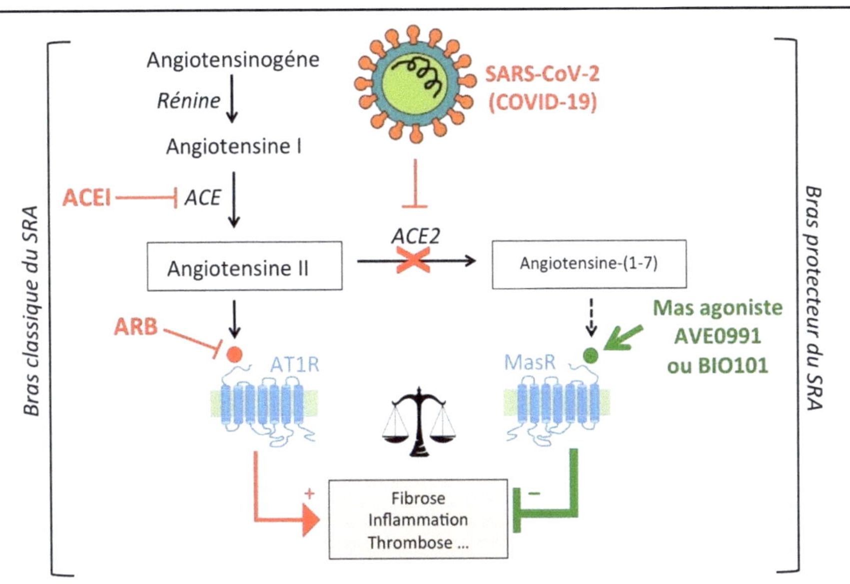


**Figure VIII-1.** Le virus SARS-COV-2 se fixe sur l'ACE2 et l'activité de celle-ci est donc fortement réduite, ce qui a pour conséquence de réduire la formation d'Angiotensine-(1-7) et donc réduit l'activité du bras protecteur du SRA. RUVEMBRI (BIO101), en activant le récepteur Mas, va contribuer à réactiver le bras protecteur et s'opposer aux effets délétères du bras classique.

ACEI : inhibiteur de l'ACE ; ARB : antagoniste du récepteur AT1 de l'angiotensine II ; AVE0991 : composé de synthèse agoniste du récepteur Mas.

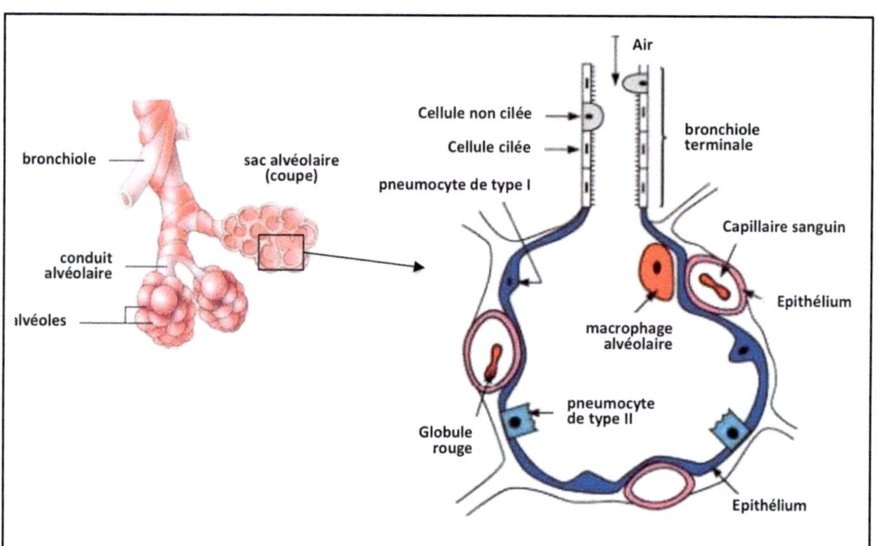


**Figure VIII-2.** La structure des alvéoles pulmonaires (d'après Yaradou, 2007).

L'épithélium alvéolaire est formé par des pneumocytes de type I. Les pneumocytes de type II sont (1) des cellules-souches à l'origine des pneumocytes de type I, (2) produisent le surfactant pulmonaire, une sustance tensioactive qui empêche le collapsus les alvéoles lors de l'expiration et (3) sont riches en ACE2 et sont de ce fait des cibles privilégiées d'un virus se transmettant par voie aérienne.

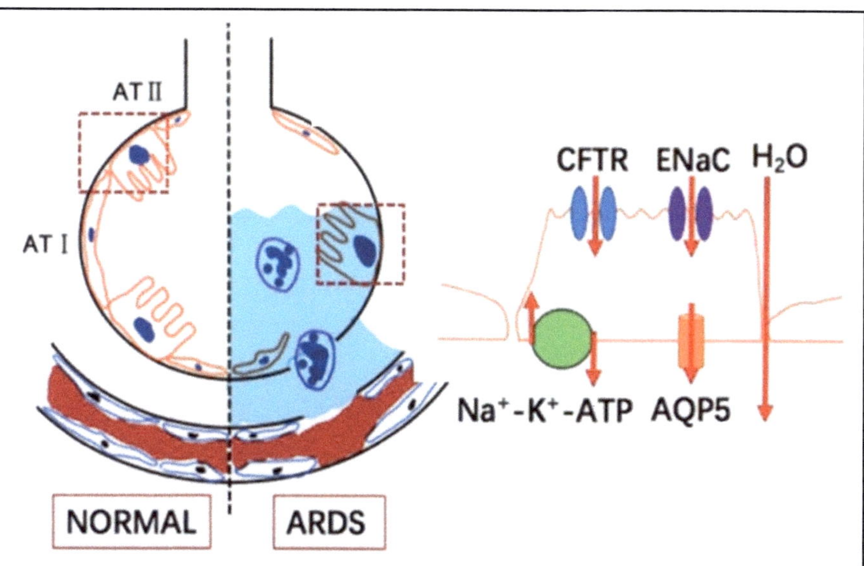


**Figure VIII-3**. Le syndrome respiratoire aigu sévère (SRAS, ou ARDS en anglais) induit par le virus provoque un œdème pulmonaire important.

L'œdème alvéolaire ralentit la diffusion de l'oxygène vers les capillaires sanguins et induit une hypoxémie. La réabsorption de l'excès de liquide alvéolaire est réalisée par les pneumocytes de type 2 (AT II) via la Na$^+$/K$^+$-ATPase (le moteur), un canal sodium épithélial (ENaC) et un canal hydrique, l'aquaporine 5 (AQP5).

La protection des pneumocytes de type 2 par le bras protecteur du SRA contribue donc à réduire l'œdème et améliore de ce fait l'oxygénation du sang (reproduit d'après Wang et al., 2018).

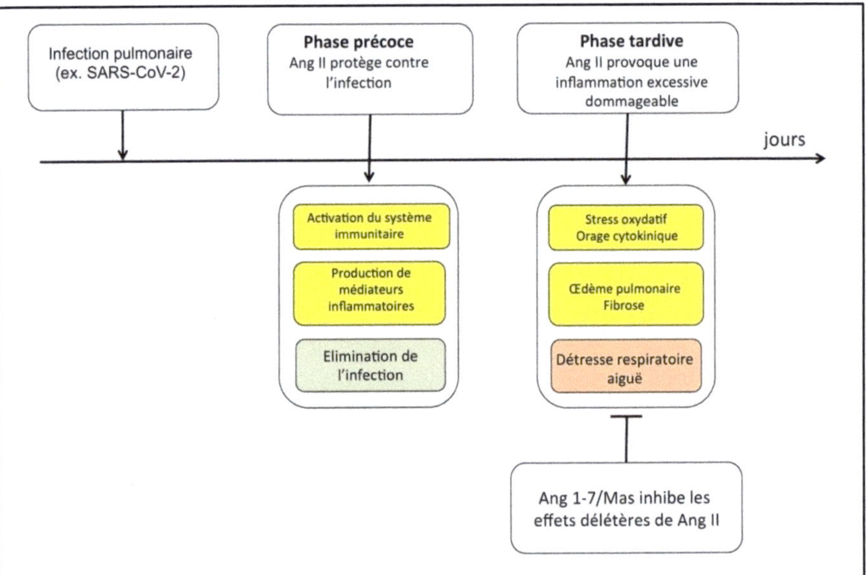


**Figure VIII-4.** Le « double jeu » de l'angiotensine II.

Cette hormone ne se contente pas du rôle du « méchant ». Dans une première phase de l'infection, elle joue un rôle utile en activant les défenses immunitaires, mais il convient qu'ensuite son action soit limitée pour les réactions inflammatoires restent sous contrôle et c'est là qu'intervient l'angiotensine-(1-7) qui s'oppose à l'action de l'angiotensine II.

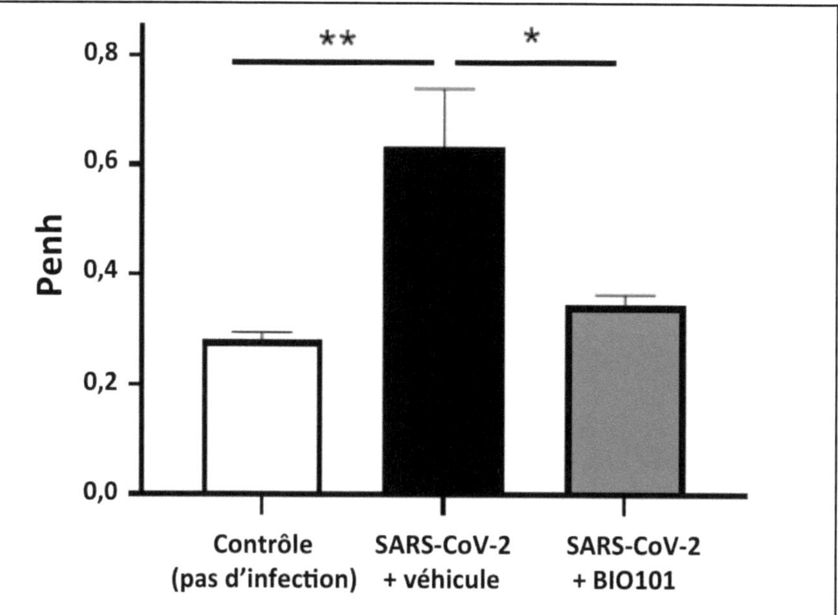


**Figure VIII-5.** Évaluation de la fonction respiratoire 5 jours après l'infection par le SRAS-CoV-2 chez les hamsters. On observe avec RUVEMBRI (BIO101) une normalisation de la pause améliorée (Latil et al., 2021).

Le Penh (= enhanced pause) est une mesure classiquement utilisée et dérivée de la détresse respiratoire. Le Penh est calculé en évaluant plusieurs mesures de la courbe de réponse respiratoire : débit expiratoire de pointe (PEF), débit respiratoire inspiratoire de pointe (PIF), temps de partie expiratoire de la respiration (Te) et temps nécessaire pour expirer 65 % du volume respiratoire (Tr).

$$\text{Penh} = (\text{PEF}/\text{PIF}*((\text{Te} - \text{Tr})/\text{Tr})$$

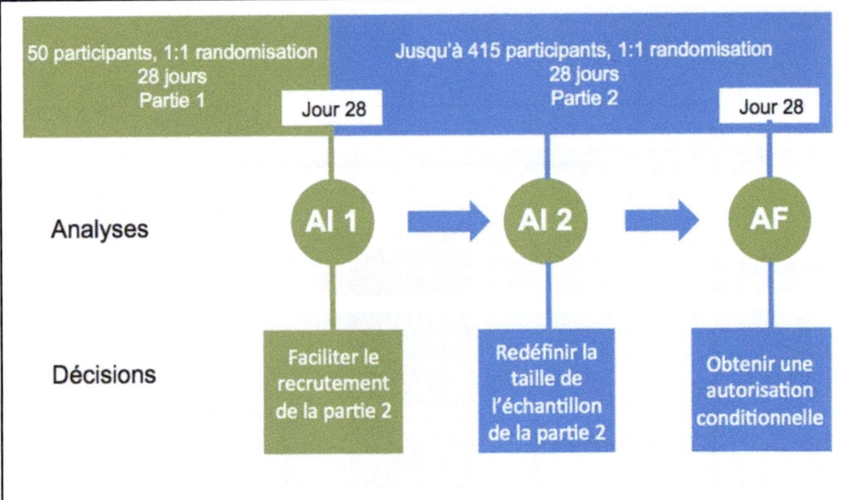



**Figure VIII-6.** Organisation de l'étude clinique de phase 2/3 sur la COVID.

AI : analyse intermédiaire ; AT : analyse finale

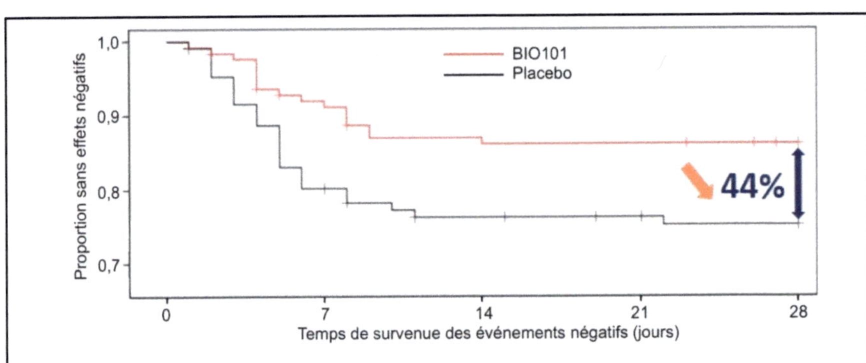



**Figure VIII-7.** Le traitement par RUVEMBRI (BIO101) réduit de façon très importante la mortalité chez les individus ayant développé une forme grave de la COVID-19 (d'après Lobo et al., 2023).

# IX

## Le vieillissement est-il une maladie ?

*Entretien avec Jean Mariani*

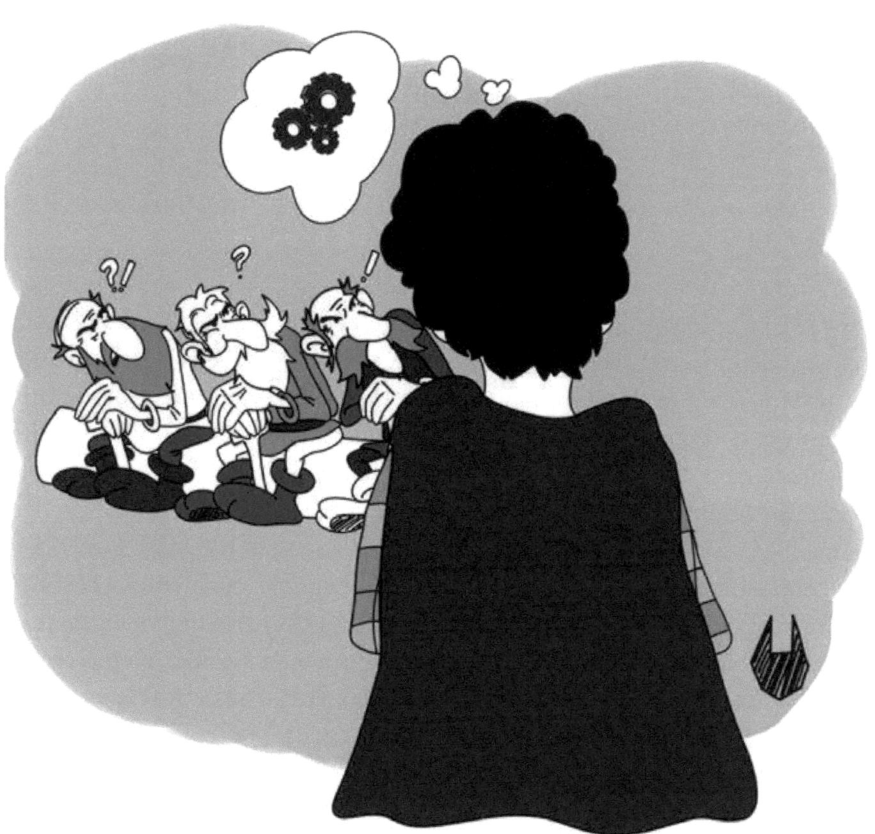

*Contrairement à ce qu'il apparaît, contrairement à l'expérience vécue, contrairement à l'observation commune, il n'est pas si évident non seulement de définir le vieillissement, mais aussi de savoir si ce même vieillissement est corrélatif à la maladie. Certains pensent que vieillir c'est être malade à plus ou moins long terme. Qu'il est rare de pouvoir envisager une vieillesse en pleine santé ! Et nous connaissons tous le résultat inéluctable qui survient au terme de la vieillesse. À notre époque, nous entendons énormément parler d'hygiène de vie, de prévention, de gestes barrières et de médecine préventive. Dans cet entretien, le professeur Jean Mariani va nous donner son opinion sur ces questions, et vous le verrez, les satellites qui gravitent autour de l'idée du vieillissement sont nombreux. Je commencerai donc par la question la plus évidente et la plus récurrente :*

*— Professeur Mariani, est-ce que le vieillissement doit être traité comme une maladie ?*

**— JM :** Cette question est avant tout une controverse. Et la question est posée depuis très longtemps. Elle connaît une nouvelle actualité aujourd'hui avec le développement des Gérosciences qui est le nouveau nom qui désigne l'ensemble des sciences et disciplines liées à l'étude du vieillissement. On ne peut pas apporter une réponse simple à cette question qui semble pourtant simple. Le positionnement classique des gens interrogés sur le sujet est de dire que le vieillissement n'est que l'effet de l'usure biologique d'un individu qui est elle-même directement liée au temps, alors qu'une maladie génère une cause primaire qui va entraîner un dérèglement physiologique. Mais pour autant, la maladie n'a pas réellement de temporalité. On peut aussi bien être malade à 90 ans qu'à 20 ans. Mais n'oublions pas non plus qu'une maladie a très généralement des causes précises et qu'elle retentit sur un ou plusieurs organes et pas forcément sur la totalité du corps. Il n'y a pas si longtemps encore, on ne pouvait détecter une maladie que lorsque les symptômes cliniques apparaissaient. Aujourd'hui, nous sommes à même de déceler certaines maladies avant l'apparition des symptômes. Les méthodes modernes d'investigation sur le corps humain permettent de voir une lésion avant l'apparition des signes cliniques.


*— Donc, et pour résumer vos propos, au début les choses étaient relativement plus simples puisque la maladie n'était détectée qu'à l'apparition du symptôme et que le vieillissement n'était considéré que comme l'effet du temps.*

**— JM :** Oui tout à fait. La maladie était clairement définie par une cause et des symptômes. Après, progressivement, est apparue la notion que certaines maladies étaient liées à l'âge. Je veux dire par là que ces maladies avaient une fréquence qui augmentait avec l'âge du patient. C'est d'ailleurs l'existence de ces causes premières qui a fait que la médecine s'est constituée en diverses spécialités. Certaines maladies touchent le cœur, d'autres les poumons, d'autres le foie, etc. Donc pour chaque maladie, il y a un spécialiste. Seulement, paradoxalement, depuis le développement de la discipline gériatrique, les choses ont évolué.

*— Pourquoi donc ?*

**— JM :** Les gérosciences se sont développées tardivement. À cause justement de cette organisation générale de la médecine en spécialités. Or le vieillissement touche l'ensemble du corps. Donc la spécialité perd de son sens avec ce phénomène. La lente « désagrégation » du corps était considérée comme une chose certaine. On savait qu'au bout du processus, la mort guettait le patient. C'était inéluctable. Malheureusement c'est toujours le cas aujourd'hui, mais les choses ont évolué. Puis, il est apparu avec le temps, l'idée d'une discipline médicale transversale s'intéressant au vieillissement. Même si les fonctions des différents organes sont différentes, cette discipline (c'est-à-dire l'étude de l'effet du temps) est transversale lorsqu'on étudie le vieillissement de tel ou tel organe, au niveau cellulaire ou moléculaire, on s'aperçoit qu'une cellule, et ce quelle que soit sa nature, vieillit toujours de la même manière, c'est-à-dire avec des phénomènes biologiques communs. Nous évoquons ici, dans sa vision intégrée, des phénomènes élémentaires que l'on retrouve dans toutes les cellules sous l'effet du temps.

*— Ce qui nous renvoie au phénomène décrit dans les chapitres précédents sur la sénescence cellulaire qu'évoque le professeur René Lafont.*

**— JM :** Exactement. Du reste, cette grande découverte est récente. Du moins à l'échelle médicale. Elle remonte à une vingtaine d'années.

*— Ce qui est surprenant dans votre intervention, Professeur, c'est que vous mettez l'accent sur quelque chose que la plupart des gens ignorent : les géosciences sont récentes. Cela inclut-il la gériatrie ?*

**— JM :** Tout à fait. Le vieillissement était traité organe par organe par les spécialistes spécifiques de ces organes. Un cardiologue étudiait aussi le vieillissement du cœur et un pneumologue étudiait celui des poumons. Il n'y avait pas à proprement parler de « spécialité gériatrique ». Je vais peut-être vous surprendre, mais la gériatrie n'est devenue une spécialité médicale officielle, en tant que telle, qu'au cours de ces 5 à 10 dernières années. Auparavant, vous étiez cardiologue et gériatre, neurologue et gériatre, mais non gériatre en propre. La discipline s'est autonomisée, car elle est en train de devenir la médecine interne de demain.

*— Donc pour résumer, si je comprends bien vos propos, Professeur, nous passons d'une médecine de spécialités, qui a couru tout au long du XX$^e$ siècle à une médecine généraliste qui a comme figure de proue la gériatrie, en raison des récentes découvertes, notamment au point de vue biologique et cellulaire ?*

**— JM :** Oui, au principe que l'effet du temps entraîne une dégradation de plusieurs organes à la fois affectant des fonctions différentes selon les organes mais partageant des mécanismes élémentaires communs détectés aux niveaux cellulaire et moléculaire. La médecine d'aujourd'hui tend vers l'idée de réaliser l'étude complète d'un sujet, entendez par là d'un patient, afin de déceler d'éventuelles pathologies associées (on parle de comorbidités) qui coexistent chez le même patient et qui peuvent interagir. Donc, que ce soit au niveau de la biologie cellulaire ou moléculaire, ou de la génétique, aussi bien que dans la correspondance au niveau clinique, on note ce caractère transversal spécifique à la gériatrie que j'ai décrit plus tôt. Qui va à l'encontre de l'organisation classique de la médecine par spécialités. Jusqu'ici. Bien sûr, on ne peut pas nier que la médecine générale (qui est d'ailleurs devenue une spécialité à part entière) reste très importante pour le premier contact avec le patient. On voit aujourd'hui que cette médecine générale est devenue moins attractive pour les jeunes médecins.



**— JM :** Par manque de temps et de moyens et à cause d'autres facteurs. Le rôle du médecin généraliste évolue aujourd'hui. Le médecin généraliste est à risque de disparaître progressivement du paysage médical, ne serait-ce qu'en raison de la tarification pratiquée et de la diversité de ses tâches. Même la médecine interne (spécialité hospitalière qui correspondant à la médecine générale) n'est pas en expansion et est aujourd'hui débordée par la gériatrie. La médecine interne est pourtant elle aussi multitâche et vise à étudier des pathologies dites de système, multiorganes. Mais on s'aperçoit progressivement que les grands bouleversements dans l'organisation médicale classique viennent et viendront de la gériatrie et de la biologie du vieillissement, donc de ce qui constitue aujourd'hui les Gérosciences et ce en raison de la révolution démographique que constitue le vieillissement des populations et ce même au niveau mondial. Ce qui ne va pas sans poser quelques problèmes, vous vous en doutez ! Il faut bien comprendre que tout l'intérêt de la gériatrie réside dans le fait que l'on va se pencher sur les interactions entre les organes. C'est-à-dire qu'on ne va pas s'intéresser à un organe en particulier, ni même considérer le patient comme une « valise » d'organes indépendant : ce seront aussi les interactions entre les organes qui seront étudiées. Par exemple, un dysfonctionnement du foie peut entraîner une encéphalopathie. Comme une insuffisance rénale chronique peut provoquer des lésions de différents organes y compris le cerveau. Sans oublier un élément très important du diagnostic : un individu peut développer plusieurs maladies en même temps.

— **JM :** Oui. Cependant, certains biologistes résidant notamment outre-Atlantique partent à nouveau du principe que le vieillissement est une maladie généralisée et qu'il faut le considérer et le traiter comme une maladie. Pour que le traitement soit efficace, il faudrait mettre au point des formules médicamenteuses qui agissent sur plusieurs organes à la fois. Comme nous l'avons déjà dit, l'effet du temps (donc le vieillissement) se traduit par une série de lésions élémentaires qui sont les mêmes dans tous les organes. Par contre, une maladie donnée n'entraîne pas automatiquement ces phénomènes dans plusieurs organes en même temps et résulte de causes particulières, qu'elles soient d'origine génétique ou environnementales ou même de l'interaction des deux ! Mais fait essentiel, au niveau des mécanismes, une maladie donnée qui a une cause particulière affectant une fonction ou un organe va se traduire dans cet organe par l'aggravation ou l'apparition des mêmes phénomènes élémentaires que ceux déclenchés par l'avancée en âge. On observe donc une convergence maladie/vieillissement sur le concept d'une « voie terminale commune » des mécanismes qui apparaissent avec l'effet du temps sur tous les organes, mais qui sont renforcés dans tel ou tel organe par la présence de maladies données. Donc pour moi le phénomène est complexe, car on ne peut pas dire que le vieillissement soit une maladie, mais en même temps il y a des convergences entre vieillissement et maladies. Donc encore une fois, les deux phénomènes, avancée en âge et maladies, doivent être distingués (y compris sur le plan « philosophique ») même s'ils présentent des points communs.

*— Il peut s'y rajouter le phénomène du vieillissement accéléré…*

— **JM :** Il existe plusieurs maladies qui peuvent causer un vieillissement accéléré chez les enfants et les adolescents. L'une de ces maladies est le syndrome de Werner, également connu sous le nom de progéria adulte. C'est une mutation qui affecte des protéines qu'on appelle les lamines qui se situent dans les membranes du noyau des cellules. Et là en l'occurrence, le vieillissement devient pathologique très rapidement et s'aggrave avec des pathologies multiples et mortelles en quelques années, correspondant à un vieillissement très accéléré.

*— Donc vous restez partisan de l'idée de différencier deux processus, mais qui partagent des résultats communs.*

**— JM :** Tout à fait, nous pouvons résumer cela ainsi. Je coupe la poire en deux. À titre d'exemple, certains des syndromes Parkinsoniens sont dus à la mutation d'une protéine donnée. Il faut savoir que cette mutation est déjà présente chez l'œuf fécondé. Pour que les symptômes apparaissent, il faut conjuguer l'interaction de cette situation génétique avec les effets du temps. Mais vous avez aussi des syndromes parkinsoniens qui sont dus à l'action de phénomènes environnementaux avec par exemple l'exposition latente d'un individu aux pesticides. Là, il n'est pas nécessaire d'avoir à la base du problème une situation génétique donnée. Ici, tout dépend de l'environnement. Il est plus compliqué qu'il n'y paraît de distinguer les causes et les effets liés à différentes maladies connues. La maladie d'Alzheimer est un bon exemple. Il faut noter que simplement 1 % des patients sont atteints de forme génétique (au sens mendélien du terme) de la maladie.

*— Ce que vous dites est surprenant ! Les gens croient communément que cette maladie est purement génétique. Mais qu'elle peut cependant être accentuée par certains facteurs extérieurs, par exemple avec nos habitudes alimentaires…*

**— JM :** L'origine génétique de certaines formes de maladies a été mise en avant par le fait que l'on pouvait reproduire assez aisément ces situations en introduisant un gène humain muté chez la souris pour en étudier les mécanismes plus facilement sur des modèles animaux. Cela permettait d'engendrer des modèles chez les rongeurs, avec par exemple le gène de la protéine amyloïde porteur des mutations retrouvées chez l'Homme. On peut fabriquer des modèles expérimentaux en reproduisant chez la souris les mutations que l'on trouve chez l'homme. Mais en ce cas précis, on réalise bien un modèle utile mais qui ne correspond qu'à 1 % des cas de la maladie d'Alzheimer observés chez l'Homme où ces formes apparaissent généralement assez tôt, parfois même chez des quadragénaires. Mais il existe aussi des maladies d'Alzheimer reconnues comme sporadiques chez l'homme, et dont on ne connaît pas encore très bien l'étiologie. C'est-à-dire que les symptômes apparaissent chez les patients aux âges avancés de 70 ou 80 ans, et donc ce sont des cas de figure qui n'existaient pas quand l'espérance de vie humaine était en moyenne de 50 ans mais qui constituent maintenant une part majoritaire de ces maladies.

Dans cette maladie d'Alzheimer dite sporadique, qui est très fréquente, il peut y avoir une composante génétique. Mais ce n'est pas ici un cas de génétique mendélienne, c'est-à-dire avec une mutation de la protéine amyloïde souvent homozygote et potentiellement transmise entre les générations. À ce type de transmission dite « mendélienne » s'ajoute l'apparition de ce qu'on appelle les gènes de susceptibilité. Prenons pour exemple le cas de l'apolipoprotéine E qui est une molécule qui participe au transport du cholestérol dans le sang mais qui s'exprime aussi dans le cerveau. L'expression du gène peut conduire à des protéines différentes, suivant les différents isoformes du gène correspondant à cette protéine et à la transcription de ces différentes formes au niveau de l'ARN messager conduisant à la synthèse de formes protéiques différentes. On distingue 4 isoformes de l'apolipoprotéine. On les nomme epsilon 1, epsilon 2, epsilon 3 et epsilon 4. On peut dire aujourd'hui, avec certitude, qu'un individu qui est epsilon 4/epsilon 4 sur la paire de gènes aurait 5 à 10 fois plus de chances de développer la maladie d'Alzheimer que quelqu'un qui serait epsilon 2/epsilon 2 par exemple.

*— Pouvez-vous revenir sur la notion de « gène de susceptibilité » ?*

**— JM :** Pour faire simple, disons que dans une situation donnée, en fonction de la trajectoire de vie d'un individu, il y a en présence dans son capital génétique un gène qui est plus susceptible qu'il ne le serait pour un autre individu, de le conduire vers la maladie d'Alzheimer ou non.

*— Donc si je vous comprends bien, il est finalement assez difficile de tirer des généralités sur la maladie d'Alzheimer. En partie à cause de cette interaction avec les gènes susceptibles. Sans oublier bien sûr les influences de l'environnement subies possiblement par un individu lambda.*

**— JM :** Dans le cas de la maladie d'Alzheimer, les symptômes biologiques, et je ne parle pas ici de la biologie du sang mais de la biologie du cerveau, peuvent apparaître 20 à 25 ans avant que la maladie ne soit reconnue. C'est-à-dire « déclarée cliniquement » pour le patient.

*— Vous évoquez là des signes cliniques ?*

**— JM :** Tout à fait. D'où l'intérêt aujourd'hui d'établir des diagnostics de la manière la plus précoce possible. N'oublions pas que nous sommes encore au stade où pour beaucoup de cas nous ne savons pas pourquoi un individu est atteint ou non de la maladie d'Alzheimer. Ceci en dehors des cas précis liés aux formes génétiques. Même si pour le commun des mortels, certains examens ne sont pas encore accessibles.

*— Ces dernières années, la science a-t-elle fait de réels progrès sur le diagnostic ?*

**— JM :** Oui. Avec le développement de la génétique et les connaissances accrues sur les biomarqueurs sanguins, aujourd'hui dans beaucoup de cas, notamment pour les maladies cardiovasculaires, nous sommes à même de déterminer quel individu est plus susceptible qu'un autre d'être touché par la maladie.

*— La prévention sur les maladies joue aussi peut-être son rôle ?*

**— JM :** Oui, l'identification des « bourreaux du corps », comme le tabac ou l'alcool, permet aussi d'intervenir directement à la source du problème en fonction des habitudes consuméristes du patient. Éliminer les bourreaux du corps, c'est avoir une chance de vieillir normalement et en bonne santé. Comme établir de bons diagnostics dans le cadre du vieillissement permet d'éliminer d'autres bourreaux. Dépister l'hypertension artérielle ou encore le diabète pour ne citer que ceux-là. Ou la fameuse apnée du sommeil longtemps négligée mais dont on parle beaucoup ces temps-ci… Identifier ces problèmes et agir en conséquence, c'est prévenir des pathologies beaucoup plus graves qui pourraient atteindre le patient. Mais de manière générale, je répèterai que les relations entre vieillissement et maladies sont complexes pour des raisons que nous avons déjà évoquées mais ça ne veut pas dire qu'on doit traiter le vieillissement comme une maladie. Beaucoup d'entre nous nourrissent l'espoir de bien vieillir. Bien vieillir, cela veut dire vieillir en bonne santé. Et vieillir en bonne santé, cela passe par ce que l'on appelle aujourd'hui la médecine préventive.

*— La médecine préventive… On en entend beaucoup parler… Pouvez-vous nous donner un exemple concret des agissements de cette médecine ?*

**— JM :** Si par exemple vous avez un accident vasculaire cérébral. Et qu'auparavant, l'on vous a diagnostiqué des problèmes de cholestérol. Il est aujourd'hui admis par tous les médecins qu'après ce premier accident vasculaire cérébral, on doit vous prescrire des statines pour faire baisser le taux de mauvais cholestérol, de manière à diminuer, voire à supprimer le risque de récidive de l'accident. Mais aujourd'hui, on donne aussi des statines à des gens qui ont un cholestérol un petit peu trop élevé par rapport à la norme établie dans le cadre d'un profil à risque, même sans aucun antécédent d'atteinte cardiovasculaire, ceci dans le but de prévenir cet accident. Une très importante étude a été réalisée récemment sur des dizaines de milliers de personnes. Cette étude montre que si on fait baisser le cholestérol d'un patient en lui donnant des statines de manière chronique, ce qui est purement un signe biologique, on réduit nettement le risque de voir un accident cardiovasculaire cérébral se produire. Cependant, ce sujet dit de prévention primaire est encore discuté par certains cardiologues.

*— Oui tout à fait, car tout dépend du suivi médical du patient… Pour un patient bien suivi, la prévention du risque peut apparaître comme une évidence, si son médecin ou les spécialistes qu'il consulte sont efficients. En revanche, pour quelqu'un qui vit dans un désert médical, la médecine préventive ne lui sert pas à grand-chose. La prévention du risque oui, à partir du moment où il applique des consignes aussi simples et répétées qu'« évitez de manger gras ou salé » par exemple.*

**— JM :** Tout à fait, c'est aussi pour ça que je parle bien d'un système à frontière. Pour en revenir à la maladie d'Alzheimer, elle se traduit, quelle que soit son origine, par l'accumulation dans le cerveau de plaques amyloïdes. Ces plaques sont constituées d'une part par la protéine amyloïde, qui devient anormale dans ce cas-là, et d'autre part par des filaments qui sont faits d'une protéine appelée Tau. On a longtemps pensé que si on trouve des anticorps qui peuvent chasser la protéine amyloïde du cerveau, peut-être qu'on pourra alors traiter la maladie d'Alzheimer efficacement. Cette hypothèse a connu beaucoup d'échecs. Mais récemment, un anticorps monoclonal a été découvert et il est porteur d'espoir. Il ne guérit pas le patient de la maladie d'Alzheimer, mais pour la première fois depuis que la recherche s'attèle au problème, on constate que le déclin cognitif du patient est ralenti, seulement ralenti mais c'est déjà un progrès, même si les effets secondaires de ce traitement peuvent entraîner des complications assez graves. Le bémol cependant, c'est que ces effets positifs partiels ne sont observés que sur des sujets pour lesquels on a pu établir un diagnostic le plus précoce possible avec les examens disponibles. Nous rejoignons ici la notion de médecine préventive. Pour la maladie d'Alzheimer, on a défini des stades. Le stade prodromique, puis le stade de la maladie d'Alzheimer avérée. C'est ici aussi qu'intervient la recherche sur les biomarqueurs sanguins et/ou sur les biomarqueurs dans le liquide céphalorachidien qui seraient prédictifs. Comme vous le voyez, cette notion de temporalité complique les interactions vieillissement et maladie dont nous avons déjà discuté en détails. Donc une interaction se situe bien entre maladie et vieillissement. Mais cela ne me conduit pas à penser que nous trouverons un jour un médicament qui va agir sur tous les organes à la fois ni qu'il faille considérer le vieillissement comme une maladie en tant que telle. D'ailleurs, la FDA ne considère pas le vieillissement comme une maladie, et je pense que c'est une attitude actuellement raisonnable, et à ma connaissance, il n'y a pas d'essais cliniques sur le vieillissement en général sauf peut-être l'essai d'une molécule connue comme un antidiabétique, la metformine. N'oublions pas que pour certains individus, vieillir sans être malade est possible. Vieillir ne veut pas forcément dire que l'on va tomber malade, et dès lors, des notions éthiques ou même philosophiques interviennent dans le regard qu'on porte sur l'avancée en âge. La controverse est ancienne. Pour ma part, je crois qu'il faut se placer sur une position médiane d'attente. Je reconnais que le vieillissement favorise l'apparition de maladies diverses et qu'il faut réaliser des diagnostics les plus précoces possible avant que les choses ne dégénèrent. Bien sûr, cela sous-entend que l'on agit à partir de signes biologiques et non de signes cliniques. C'est pour cela que les frontières que nous évoquions un peu plus tôt sont minces. Dans une situation idéale, il faudrait « marcher sur deux jambes » pour être efficaces : d'une part trouver des médicaments pour les maladies liées à l'âge, et c'est ce que fait Biophytis pour la sarcopénie ; et d'autre part établir des diagnostics ultra-précoces sur des biomarqueurs biologiques ou d'imagerie ou autres, car c'est au stade préclinique que vraisemblablement les nouveaux traitements seront a priori les plus efficaces. Des succès dans cette direction rendraient d'ailleurs assez floue la distinction entre médecine préventive et médecine « curative préclinique ». Dans le cas de la sarcopénie, on en est encore à définir par des critères qui progressent la « sarcopénie maladie » et à la distinguer d'un certain déclin des performances motrices que nous qualifierons de « physiologique ». Nos capacités physiques et notre force musculaire comme notre endurance ne sont forcément pas les mêmes en fonction de notre âge. Ce qui était possible à 20 ans ne l'est plus forcément à 70 ans, même en pratiquant une gymnastique et un entraînement physique régulier. L'effort de toutes les agences européennes ou américaines porte sur l'identification de critères objectifs de définition de la sarcopénie maladie liée à l'âge, et un consensus cependant se crée petit à petit. Pour certaines personnes, malheureusement, la baisse des capacités motrices est si conséquente qu'elle aboutit à une perte d'autonomie (motrice, avec risque de chutes et fractures) pour laquelle il est encore plus urgent de trouver des médicaments efficaces, et Biophytis est la société la plus avancée au monde dans cette direction. Chez Biophytis, nous cherchons avant tout, avec notre molécule, à accompagner l'individu dans son vieillissement, dans le « bien vieillir » en préservant les fonctions vitales le plus longtemps possible et en bon état. Et nous sommes réalistes, nous ne nous attendons pas à ce que les muscles d'un centenaire deviennent plus conséquents que ceux d'un trentenaire. Les différences seront toujours certaines entre deux individus, suivant leur parcours de vie et leurs choix concernant leur propre corps. Bien entendu nous sommes conscients que l'approche du vieillissement lui-même ne se limite pas à la biologie ou à la médecine, c'est un problème multidimensionnel et multidisciplinaire, et la transition démographique qui est en cours et parfaitement prévisible bouleversera notre organisation sociale à tous les niveaux ; malheureusement il semble que nos sociétés sont à peu près conscientes du problème mais pas au pont d'élaborer des politiques publiques efficaces pour s'adapter à cette « révolution démographique en marche ».

*— Merci, Professeur, pour cet entretien et pour toutes ces précisions que vous avez apportées, nous en viendrons assez rapidement maintenant à ces notions philosophiques que vous évoquez, car notre prochain entretien portera sur le transhumanisme.*

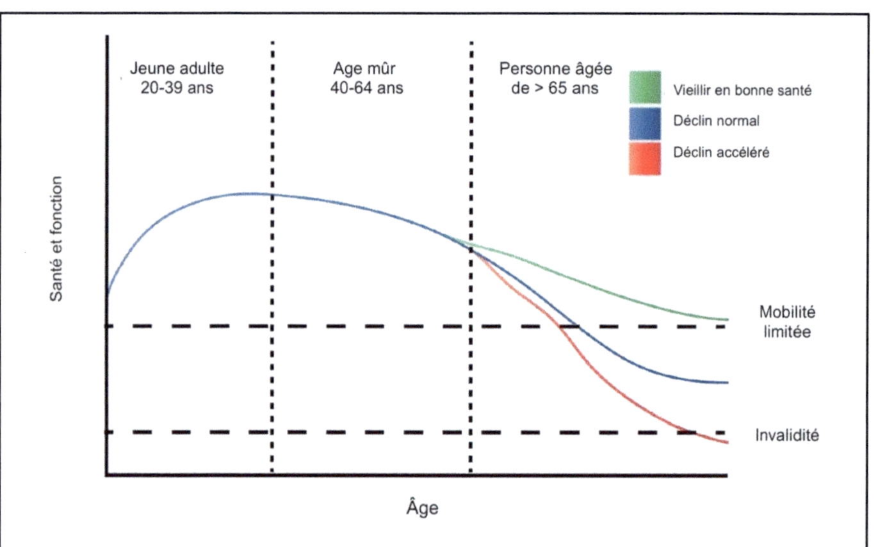


**Figure IX-1.** Diverses trajectoires du déclin fonctionnel en relation avec le vieillissement (d'après Anton et al., 2020).

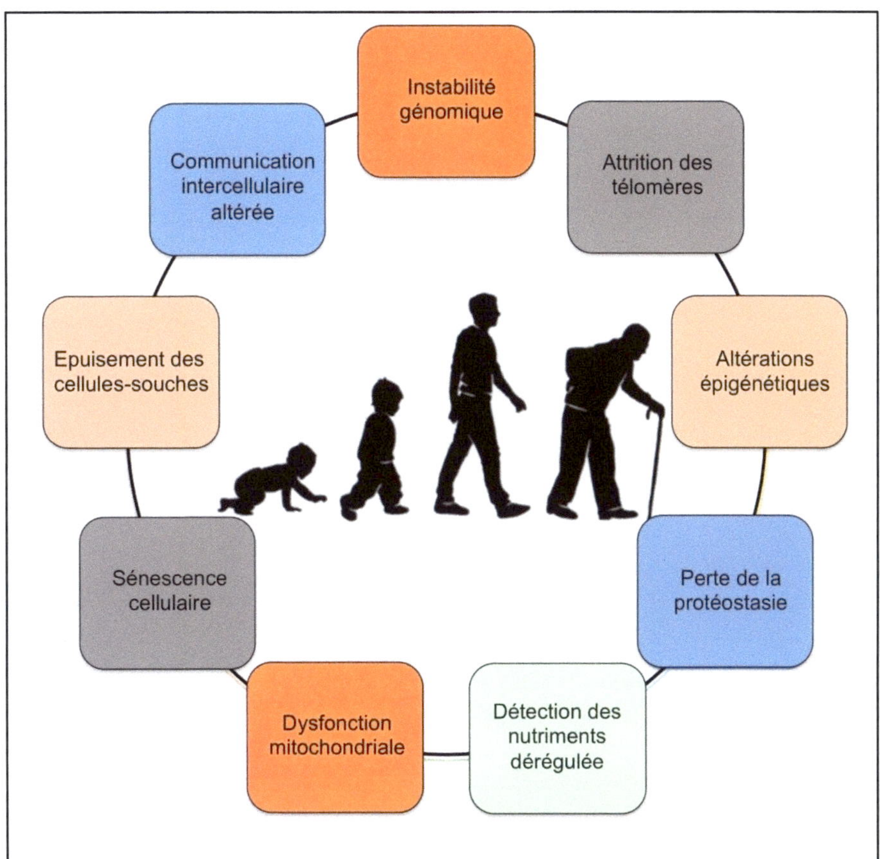



**Figure IX-2.** Les diverses perturbations du fonctionnement cellulaire se produisant au cours du vieillissement (d'après Rebelo-Marques et al., 2018).

# X

## Les substances naturelles : rien que du bon ?

*Entretien avec René Lafont*

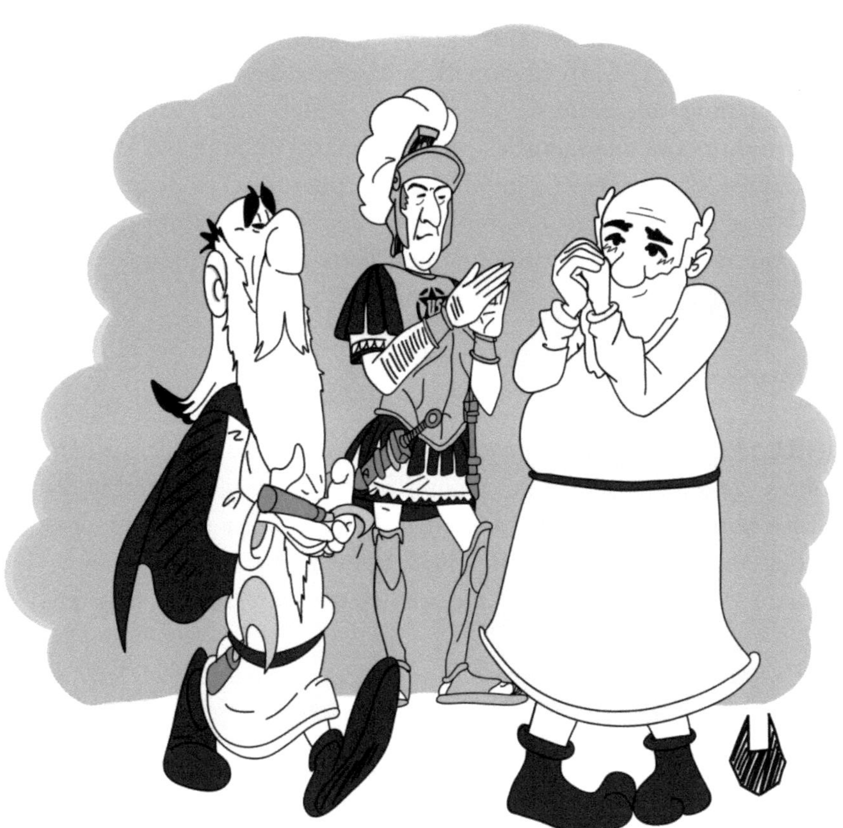

*— Pour un complément d'information sur les substances naturelles des plantes et leurs propriétés, il faut aborder l'énorme diversité des molécules qu'elles produisent. Mais, elles ne sont pourtant pas les seuls organismes qui peuvent produire des molécules susceptibles d'avoir un intérêt médicinal. Beaucoup d'autres produits sont de source animale ou encore issus des bactéries. Donc le métabolisme secondaire n'est pas une spécificité des plantes. Dans le monde animal, et je pense ici plus particulièrement aux poissons, nombreux sont ceux qui peuvent produire leurs propres répulsifs ou leurs propres venins…*

**— RL :** Tout à fait, que soit pour leur propre sauvegarde, et là c'est un moyen de défense des plantes, ou pour agresser leurs congénères chez les animaux… effectivement, la diversité des métabolites secondaires semble sans limites.

Les produits que génèrent les plantes appartiennent à des catégories chimiques très diverses (*cf. encadré X-1*), le plus souvent de petites molécules, mais également des molécules de taille plus importante que celle qui nous intéresse présentement dans cette discussion, comme des inhibiteurs de protéase par exemple…

*— Dont le rôle est ?*

**— RL :** Les inhibiteurs de protéases inhibent la digestion des protéines, donc si un animal mange des plantes qui produisent ces inhibiteurs, il ne digère pas son repas, et va souffrir de carence en acides aminés essentiels, ce qui l'empêche de produire ses propres protéines… la diversité des stratégies biologiques de défense est vraiment sans fin…

*— Et ignorée du commun des mortels, mais revenons, puisque c'est l'objet de cet entretien, sur les petites molécules qui nous intéressent…*

**— RL :** Celle sur laquelle Biophytis travaille est la 20-hydroxyecdysone, qui fait partie de la grande famille des « terpénoïdes », qui comprend des dizaines de milliers de molécules naturelles. La seconde molécule sur laquelle nous travaillons dans le cadre de la DMLA, est un caroténoïde qui appartient à cette même grande famille…

— *Avec les caroténoïdes, nous sommes dans une famille de substances qui ont en particulier des rôles antioxydants, si j'ai bien compris nos précédents entretiens…*

— **RL :** Oui, c'est exact, mais ce n'est pas là leur seule activité, et donc ce qu'il faut retenir, c'est que toutes ces substances végétales ont des activités extrêmement variées.

— *Comme ?*

— **RL :** Des métabolites secondaires sont à la base des couleurs, des odeurs… qui sont essentiellement destinées à attirer les insectes pollinisateurs. Cela étant, il y a aussi les substances secondaires qui sont à l'origine de la diversité des goûts…

— *Comme les épices ?*

— **RL :** Cela en fait effectivement partie, et, au-delà de leur goût particulier, certaines épices peuvent avoir en plus des effets-santé… Plus généralement, ces goûts selon les cas seront perçus comme répulsifs ou attractifs par d'autres espèces.
Il y a énormément de produits d'origine végétale disponibles. Un certain nombre d'entre eux ont des propriétés pharmaceutiques intéressantes, et l'étude des vertus des plantes a été développée dès le Moyen Âge avec les « simples »…

— *Les « simples » ?*

— **RL :** Il s'agissait d'un ensemble de plantes essentiellement utilisées par les moines pour préparer des décoctions plus ou moins miraculeuses, souvent préparées en mélanges à base de sauge ou de réglisse pulmonaire… il y avait déjà à cette époque, un petit ensemble de plantes connues pour leurs vertus médicinales ou apaisantes… la sauge était très utilisée ; d'ailleurs, étymologiquement, le mot « sauge » vient du verbe « sauver ». Mais soyons modestes, nous sommes ici très loin de la diversité des plantes utilisées par les médecines traditionnelles chinoises ou ayurvédiques.

*— Les décoctions de plantes sont à la base de la médecine traditionnelle, et nous les retrouvons dans toutes les civilisations qui ont gardé une mémoire…*

**— RL :** Tout à fait, mais ce n'est pas strictement limité aux plantes… Il pouvait aussi y avoir des substances animales qui s'ajoutaient aux potions, extraites par exemple d'insectes ou de crapauds.
Avec les progrès de la science, des travaux ont été entrepris afin d'identifier les principes actifs des plantes ou des animaux. Cette « chimie des substances naturelles » s'est alors développée, mais à vrai dire notre pays ne fait pas partie de ceux qui ont beaucoup investi dans cette voie.

*— C'est en tout cas le point de départ d'une pharmacopée qui n'a cessé de croître avec le temps.*

**— RL :** L'exemple le plus classique est celui de la quinine qui, comme vous le savez, est extraite de l'écorce d'un arbre, le quinquina. L'écorce de cet arbre était mâchée par les Indiens pour lutter contre les effets du paludisme, par exemple. Bien plus tard, on en extraira le principe actif que l'on appelle la quinine. Puis, on en développera des analogues. On a entendu beaucoup parler pendant la pandémie de COVID-19 de la chloroquine, qui n'est autre qu'un analogue synthétique de la quinine. À noter que de nos jours, quand c'est possible, l'extraction à partir de la plante est remplacée par la synthèse chimique.

*— Comme la vanille ?*

**— RL :** Oui, mais la vanilline de synthèse n'aura jamais le même goût que l'extrait original, qui comporte d'autres molécules dont le mélange arrive à un goût plus subtil.

*— Ce qui est valable pour à peu près tous les arômes artificiels… et qui fait aussi peut-être la différence de prix affichée entre un arôme naturel et un arôme artificiel. Mais poursuivons, Professeur, je crois que nous devons maintenant approcher la notion de « dose-réponse » ?*

**— RL :** Quand on a une substance pharmacologiquement active entre les mains, on est amené à tester l'effet de doses croissantes, et plusieurs cas de figure peuvent se présenter (*cf. figure X-1*). L'effet peut augmenter avec la dose administrée. En clair, plus on en consomme et plus l'effet produit est intense, jusqu'à une limite (saturation). Mais ceci n'est pas généralisable à tous les métabolites secondaires (ou aux médicaments). Il existe aussi des composés dont l'activité peut même s'inverser en fonction de la dose. Un produit toxique à forte dose peut être bénéfique à faible dose et vice-versa. Dans ce cas précis, la courbe associée à la dose-réponse a une forme particulière.

*— Ce qui pourrait vouloir dire que certains poisons administrés avec des doses adaptées pourraient avoir des effets bénéfiques ?*

**— RL :** Ce phénomène est parfaitement décrit et d'ailleurs il porte un nom scientifique : « l'hormèse ». Sa définition est la suivante : un organisme soumis à une dose très faible d'un agent chimique peut manifester une réponse **opposée** à celle observée pour une forte dose. Un assez grand nombre de substances naturelles agissent ainsi.

*— Cette notion de dose-réponse doit soulever des tas de questions et entraîner énormément d'études sur les substances végétales ?*

**— RL :** Oui, notamment pour en comprendre les mécanismes de fonctionnement. Cela ne concerne pas uniquement les plantes, mais aussi certains médicaments. Nous pouvons même appliquer ce principe aux rayonnements ionisants. Certaines doses tuent, d'autres guérissent.

*— D'où la célèbre maxime : « C'est la dose qui fait le poison. » Mais à entendre vos propos, Professeur, nous ne pouvons pas encore expliquer certains phénomènes*

*liés aux substances naturelles des plantes et surtout à l'interaction qu'elles peuvent avoir avec l'humain ou l'animal.*

**— RL :** Je ne peux que confirmer ce que vous dites, nous avons encore beaucoup à apprendre des plantes et de ces interactions. C'est un peu le même problème avec les perturbateurs endocriniens. Un certain nombre de substances sont des perturbateurs endocriniens à des doses extrêmement faibles qui ne correspondent pas à des constantes d'affinités exceptionnelles pour des récepteurs bien précis. Et donc nous observons des effets cumulatifs de doses infinitésimales. Ce qui nous amène à nous interroger sur la diversité des modes d'action des substances bioactives.

*— Distinguer un effet principal en somme ?*

**— RL :** Oui. C'est ce qu'on explique à propos du mode d'action de notre molécule, qui active le récepteur Mas : cela ne veut pas dire que cela soit son seul effet.

La fixation sur un récepteur précis ne veut pas dire que cette substance ne va pas interagir de façon limitée, mais significative quand même, avec d'autres molécules qui ne sont pas nécessairement des récepteurs (*cf. figure X-2*). Ainsi, une interaction avec des enzymes peut en moduler l'activité. Ceci correspond à des effets que l'on pourrait qualifier de « généralistes », dont les conséquences ne sont pas évidentes à prévoir. C'est ce que l'on pourrait qualifier d'effets « secondaires », bien décrits pour de nombreux médicaments, évoqués par Stanislas dans le chapitre VI. De plus, la liaison à un récepteur membranaire peut déclencher une séquence d'actions dont la nature peut évoluer avec la dose administrée, car ce type de récepteur peut interagir avec plusieurs partenaires en fonction de la nature du ligand et de sa concentration.

*— Donc ce qu'il faut en retenir, Professeur, c'est qu'une molécule donnée peut interagir avec différentes cibles ?*

**— RL :** D'où ma conclusion qui est que la sélectivité ou la spécificité absolue, ça n'existe pas ! De plus, c'est assez imprévisible. C'est aujourd'hui quelque chose que l'on étudie de plus en plus avec des outils liés à l'intelligence artificielle. L'intelligence artificielle permet de prédire la structure tridimensionnelle des protéines dont on connaît la séquence en acides aminés, ce qui permet de voir comment les molécules d'intérêt peuvent interagir avec telle ou telle protéine.

*— Maintenant, Professeur, si vous le voulez bien, parlons de la molécule sur laquelle vous travaillez pour le traitement de la DMLA.*

**— RL :** À la base, c'est un colorant alimentaire. Ce qui nous donne un autre exemple des usages variés que peut avoir une même molécule. Dans ce cas précis, certes avec un autre dosage, la réponse de la molécule n'est pas la même puisque là nous sommes sur des effets protecteurs significatifs qui sont associés à des effets antioxydants qui peuvent protéger la rétine, mais aussi des actions via une interaction avec plusieurs récepteurs nucléaires. Dans ce cas précis, nous avons d'ores et déjà créé des dérivés de cette substance afin d'améliorer sa stabilité et son efficacité. Une fois qu'une substance active est identifiée, dans un contexte idéal, on essaie en effet d'améliorer le produit naturel (*cf. tableau X-1 et figure X-3*).

*— Comment procédez-vous ?*

**— RL :** Soit nous fabriquons des molécules qui dérivent de la molécule naturelle et pour ce faire, on modifie légèrement la substance naturelle pour détecter les éventuels changements générés en termes d'activités, soit nous fabriquons des molécules-tests par synthèse totale. Le premier exemple que je viens de donner s'appelle l'hémisynthèse (ou synthèse partielle). Cette dernière va permettre de dériver tout un ensemble de molécules apparentées et elle permet de voir si cela améliore l'activité biologique, la biodisponibilité ou encore la stabilité, etc.

*— Le but étant de développer des analogues, comme nous l'avons évoqué précédemment. Donc tous les paramètres que vous évoquez permettent d'améliorer le ciblage, et dans le cas de la production d'un candidat-médicament, c'est essentiel. Si je voulais vulgariser et résumer le propos, je pourrais dire qu'une molécule en cache une autre et*

*que les effets d'une molécule peuvent changer de cible en fonction des dosages et de l'environnement. C'est donc le cas pour différents produits Biophytis. Le tout étant de parvenir à identifier idéalement effet, cible et dosage. Ce qui nous renvoie aux propos tenus par le professeur Mariani et Stanislas Veillet, non seulement sur le cheminement de la molécule dans vos laboratoires, mais aussi sur la fabrication du produit et plus tard sur les observations tirées des tests cliniques qui sont liés.*

— **RL :** Tout à fait… Ce qu'il faut retenir, quand on développe une série d'analogues, c'est l'idée de pratiquer la pêche à la ligne. Bien évidemment, certaines choses peuvent être modifiées, puisque certains effets sont identifiés, mais je dois reconnaître que de façon générale, on ne sait jamais à l'avance ce qui peut ou ce qui va se passer. C'est d'ailleurs tout le plaisir de la découverte et donc de la recherche. Et de l'observation. Pour le RUVEMBRI, nous avons développé cette stratégie d'hémisynthèse de dérivés. La notion scientifique de preuve par l'échec n'est pas forcément appréhendée de la même manière dans d'autres domaines que celui des sciences justement. Mais elle est essentielle à la démarche.

*— Nous vous remercions pour toutes ces précisions concernant à la fois la démarche scientifique et la nature particulière des substances naturelles que vous utilisez. Pour conclure, nous pourrions nous laisser dire que l'Humanité a encore beaucoup à apprendre de l'infinité végétale. Et que la recherche a un territoire de recherches encore plus vaste qu'on ne l'imagine.*

# Encadré X-1.
## La grande diversité des métabolites secondaires

• <u>Petites molécules</u>
    Acides aminés modifiés
    **Alcaloïdes** (atropine, cocaïne, quinine, nicotine, caféine…)
    Glucosinolates (sinigrine de la moutarde)
    Glycosides et lipides cyanogéniques (toxines)
    Polyphénols (couleurs, odeurs et goûts des fruits)
    Saponines (détergents – saponaire)
    **Terpènes/Stéroïdes** (monoterpènes odorants, caroténoïdes photoprotecteurs…)

• <u>Molécules de taille intermédiaire</u>
    Lignines (Poids Moléculaire > 5 000)
    Peptides biologiquement actifs (ex. : peptides diurétiques, peptides antibiotiques)
    Tannins (300 < Poids Moléculaire < 3 000)

• <u>Protéines</u>
    Inhibiteurs de protéase (inhibiteurs de la digestion)
    Phytohémagglutinines

Parmi ces composés, les alcaloïdes et les terpènes comportent des dizaines de milliers de molécules différentes. Des fonctions de protection vis-à-vis des agents physiques de l'environnement (ex. : UV) et dans les relations avec les autres êtres vivants (attraction des pollinisateurs, répulsion pour les herbivores, protection contre les pathogènes – virus, champignons…). Mais les plantes sont aussi la source de la médecine traditionnelle et de nombreux médicaments (aspirine, quinine, anti-tumoraux…).
Les métabolites secondaires ne sont pas l'apanage des plantes et sont produits également par des bactéries, des champignons (antibiotiques) et des animaux.

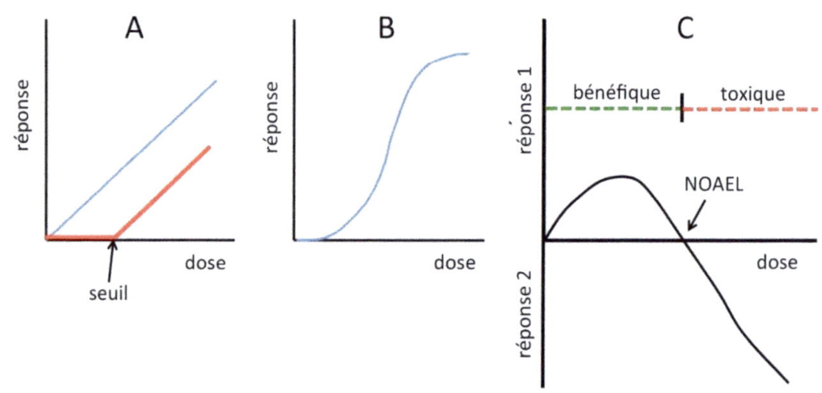


**Figure X-1.** Paracelse au XVI$^e$ siècle disait : « C'est la dose qui fait le poison », ce qui suppose une relation plus ou moins linéaire entre la dose administrée et son effet, éventuellement assortie d'un seuil en dessous duquel aucun effet n'est observable (A) ; dans de nombreux cas, la réponse est saturable et la courbe dose-réponse est dite « sigmoïde » (B) ; d'autres substances (dites « hormétiques ») n'obéissent pas à cette règle et présentent des effets qui s'inversent en fonction de la dose administrée (C). On définit alors leur dose maximale tolérable ou « NOAEL » (no observable adverse effect level).

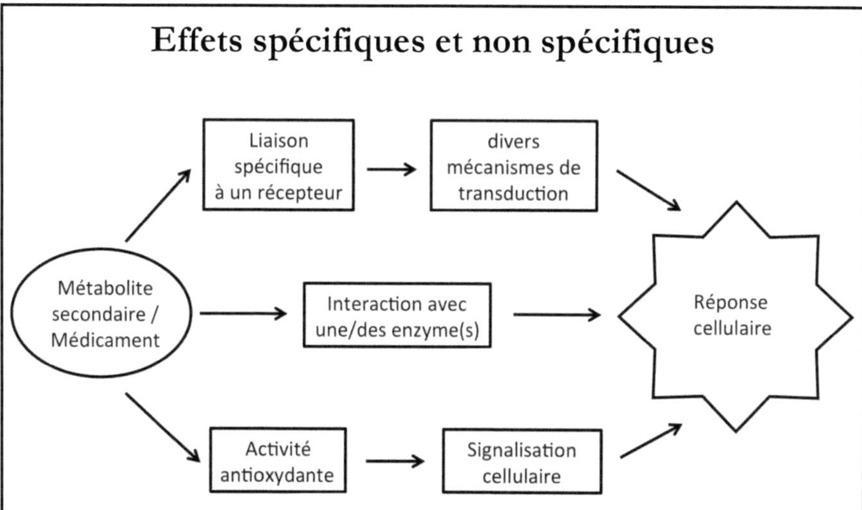


**Figure X-2.** À côté d'effets spécifiques liés à des interactions à plus ou moins forte affinité avec des « récepteurs » qui vont produire un effet bien défini, les substances naturelles tout comme les médicaments sont susceptibles d'interagir avec une faible affinité avec de nombreuses molécules, comme diverses enzymes, ou présenter des effets indirects liés par exemple à leurs propriétés antioxydantes. Ceci est à l'origine d'effets secondaires qui, selon les cas, peuvent s'avérer bénéfiques ou toxiques. Le développement des études de modélisation moléculaire *in silico* semble indiquer que de telles interactions pourraient s'avérer être très nombreuses (d'après Boué-Grabot et al., 2021, modifié).

Mais même les interactions avec un récepteur sont susceptibles d'avoir des effets multiples, par exemple selon la nature du ligand ou sa dose, car les récepteurs membranaires sont connus pour pouvoir interagir avec plusieurs partenaires, ce qui est également le cas du récepteur Mas.

**Tableau X-1.** Quelques niveaux d'optimisation dans le développement d'un médicament issu d'une substance naturelle.

| Niveaux | Objectifs |
|---|---|
| **Plante** | Trouver une espèce (ou une variété) plus riche |
| | Collecter au stade optimal de la teneur en actif |
| | Stimuler la production par des éliciteurs |
| **Process** | Améliorer la pureté |
| | Optimiser le rendement |
| | Réduire l'utilisation de solvants organiques |
| **Molécule naturelle active** | Améliorer la biodisponibilité (adjuvants) |
| | Approfondir la compréhension du mécanisme d'action |
| | Rechercher/comprendre d'éventuels effets secondaires |
| **Molécule dérivée (hémisynthèse)** | Améliorer la biodisponibilité (et réduire la dose) |
| | Améliorer l'activité biologique |
| | Réduire les effets secondaires indésirables |
| **Production industrielle** | Production par synthèse chimique (si accessible) |
| | Production de l'actif par des cultures cellulaires/tissulaires |
| | Production par biofermentation (levures transformées) |

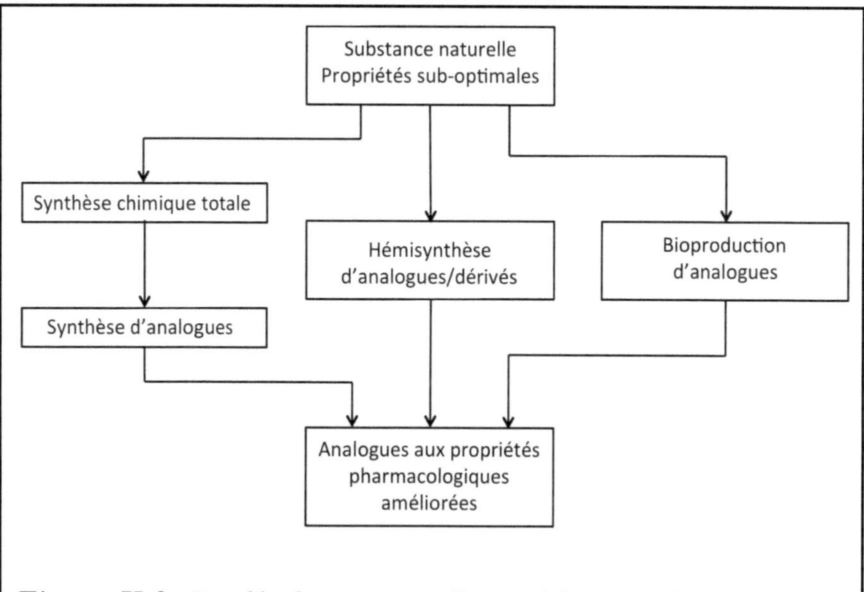


**Figure X-3.** Le développement d'un médicament à partir d'une substance naturelle bioactive (d'après Atanazov et al., 2021).

# XI

## Gérosciences versus transhumanisme

*Entretien avec Jean Mariani*

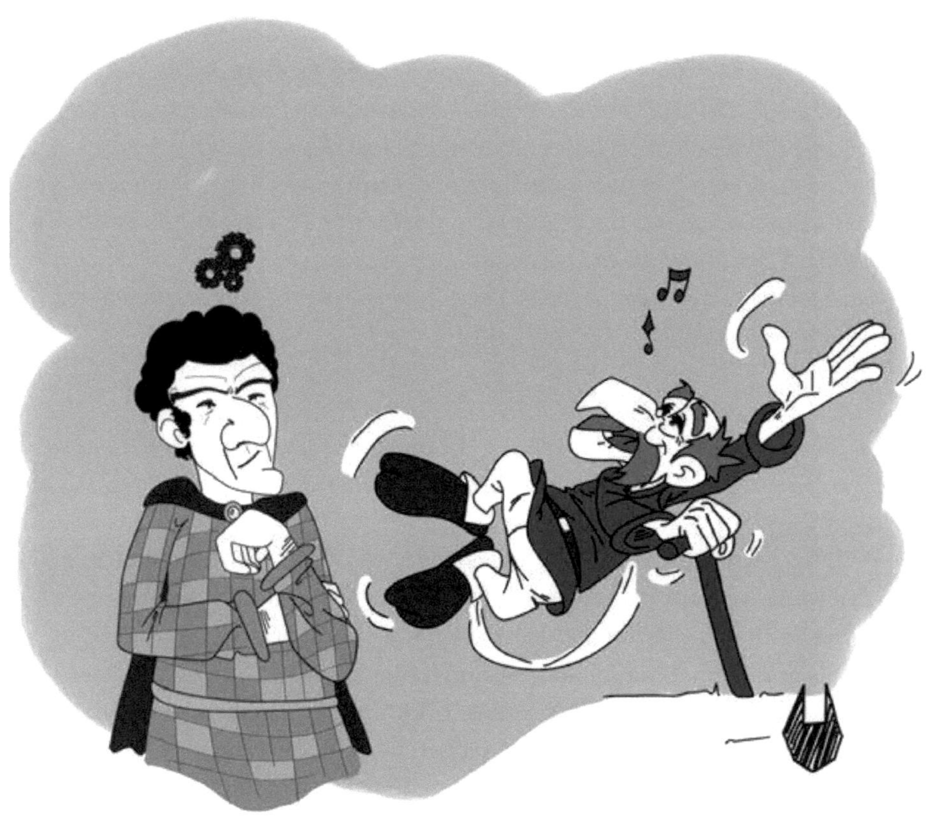

*Les géosciences regroupent des disciplines qui travaillent à mieux comprendre les différents aspects du vieillissement en particulier humain pour qu'il se déroule dans les meilleures conditions possibles. Elle vise à prolonger le nombre d'années passées en bonne santé d'un individu, comme sa durée de vie. Selon l'hypothèse des géosciences, le vieillissement étant le principal facteur de risque de toutes les maladies chroniques affectant la population âgée, il faut comprendre les multiples facteurs régulant le vieillissement afin d'obtenir des résultats bien meilleurs en matière de santé humaine, de dépistage précoce et de traitement des différentes maladies liées à l'âge.*

*Le transhumanisme est un courant de pensée international qui prône l'utilisation des sciences et des nouvelles technologies dans le but d'améliorer les capacités physiques, intellectuelles et mentales des êtres humains. Les procédés scientifiques et techniques utilisés peuvent inclure les manipulations génétiques, les neurosciences, les sciences cognitives, les nanotechnologies, l'informatique et l'intelligence artificielle, etc. Le transhumanisme vise à éliminer le vieillissement et augmenter les capacités humaines, que ce soit au niveau intellectuel, psychologique ou physique, avec pour conséquences une extension considérable de l'espérance de vie, voire la création d'un individu post-humain.*

*— Abordons maintenant, Professeur Mariani, ces deux sujets qui sont le transhumanisme et la gériatrie ou les géosciences.*

**— JM :** La gériatrie et les géosciences sont toutes les deux des disciplines relativement jeunes. Dans le système médical, elles empruntent à la recherche, qu'elle soit fondamentale, translationnelle ou appliquée, et donc s'appuient sur la médecine fondée sur la preuve (« evidence based medicine des auteurs anglo-saxons). Elles entrent dans le cadre général de la méthode scientifique pour la recherche en ce qui concerne les essais cliniques randomisés et avec l'utilisation du principe actif testé contre un produit placebo ou contre un autre médicament pour la même indication (s'il existe déjà) ; ces essais doivent démontrer la preuve de leur efficacité. Jusqu'ici, il n'y a rien de particulier dans les disciplines évoquées. En revanche, il existe un sentiment qui est particulier dans les domaines du vieillissement et de l'espérance de vie : deux espérances ou plutôt deux rêves qui ont toujours fasciné l'Humanité, celui de l'éternelle jeunesse et celui de l'immortalité. Fondé sur ces deux espérances s'est créé au XX<sup>e</sup> siècle un mouvement dont je ne sais s'il faut en dire qu'il est philosophique ou multidimensionnel. Je fais bien évidemment ici référence au transhumanisme. À ce mouvement qui me paraît donc, je le répète, être la version modernisée d'une double aspiration qui a traversé toute l'Histoire humaine ; celle de l'éternelle jeunesse et celle de l'immortalité.

*— Des notions que l'on retrouve aussi dans de nombreuses croyances ou religions…*

**— JM :** Oui, et dans de nombreuses cultures, avec par exemple cette anecdote venue de Hongrie, liée à la comtesse Élisabeth Báthory, qui prenait des bains dans le sang de jeunes filles vierges qu'elle assassinait, ceci dans le but de préserver « l'éternelle jeunesse » de son corps.

*— Surnommée la « comtesse Dracula »… c'était au début du XVII<sup>e</sup> siècle.*

**— JM :** Oui… et les exemples ne manquent pas, la religion juive, par exemple, comme bien d'autres religions, parlera de l'immortalité de l'âme ou de la possible réincarnation d'un individu. Avec une notion de libre arbitre pour l'intéressé avec la religion juive, à la différence du bouddhisme qui, lui, parle d'une autre forme de réincarnation. Plus proche de nous, prenons par exemple les fameux automates de Jacques de Vaucanson au XVIII<sup>e</sup> siècle. Lors des démonstrations de ces chefs-d'œuvre de mécanique, une partie du public restait persuadée, puisque les automates étaient construits à l'échelle d'un homme, que l'automate en démonstration était réellement un homme « robot ». Un « véritable » homme artificiel, doué de certaines fonctions humaines. Les choses s'accéléreront progressivement au XX<sup>e</sup> siècle avec le mouvement libertarien, né aux États-Unis d'Amérique.

*— Le mouvement libertarien est défini comme une philosophie politique qui prône la liberté absolue des individus de faire ce qu'ils veulent de leur personne et de leur propriété, sans intervention de l'État. C'est bien cela ?*

— **JM** : Oui, pour l'essentiel, et ajoutons que les libertariens sont des libéraux radicaux qui considèrent que toute interaction entre êtres humains doit être volontaire et consensuelle. Et c'est avec cet ultralibéralisme, ou grâce à ce dernier plutôt, que sont apparues les très grandes fortunes qui influencent le monde contemporain. Nous en connaissons tous les noms. Et c'est justement à ces personnes ultra riches que l'on peut proposer une solution à leurs désirs d'immortalité et d'éternelle jeunesse. Car ces personnes possèdent tout, sauf ça. L'idée que la vie a une fin n'est plus une vérité pour eux. Ce mouvement qui remet l'individu au centre du dispositif coïncide en plus avec une accélération des connaissances dans différents domaines traitant du vieillissement en particulier avec l'extraordinaire développement des neurosciences et de la biologie du vieillissement qui ont eu lieu ces dernières décennies. Les progrès ont été tels qu'avec l'extraordinaire développement des sciences de l'information et de l'informatique associées, certains penseurs ont mis en avant le fait que nous vivions une époque singulière… et que donc, tout devenait possible. Les technologies NBIC sont au cœur de la bataille de l'éternelle jeunesse et de l'immortalité, pour ces gens.

— *La vieille idée de vaincre la mort…*

— **JM** : Oui. Vieille comme l'histoire de l'Humanité. In fine, pour cette philosophie transhumaniste, la convergence de tout ceci serait de produire un résultat notable : éradiquer l'ensemble du spectre des maladies liées à l'âge. L'espérance de vie en serait donc considérablement augmentée et nous nous dirigerions alors vers une forme d'immortalité. Donc on retombe sur les vieux rêves qui ont marqué l'histoire de l'Humanité et qui sont simplement réinvestis par la technologie actuelle et par la science.

— *L'idée est que l'Humanité vit aujourd'hui une révolution.*

— **JM** : Les investissements dans le domaine, qui sont faits par des milliardaires, notamment sur la côte ouest des États-Unis sont conséquents ! Ces gens se sont laissé séduire par un discours pétri de promesses. Mais une économie de promesses n'est pas une économie fondée sur des résultats.

— *Et justement, selon vous, c'est là que cette pensée transhumaniste trouve ses limites…*

— **JM** : Avec l'argent investi au motif de cette période historique que j'ai décrite plus tôt, nous arrivons à un point où l'on donne même une date de singularité au sens mathématique du terme au phénomène ! L'année 2045 ! Vous voyez que ça va loin… On pense ce que l'on veut, bien sûr, on cautionne ou non, mais ma réaction, alors que moi-même et la co-directrice de mon laboratoire, le Professeur Danièle Tritsch, nous avons travaillé pendant 40 ans sur les maladies du cerveau, est de me dire que ce n'est pas possible. Que la date avancée, et toutes dates données d'ailleurs, relève du fantasme…

— *En France aussi, le débat est sur la place publique…*

— **JM** : Oui, il y a eu des propagandistes en France et certains ont plus de valeur ou ont eu plus de succès que d'autres…

— *Pouvez-vous en citer, Professeur ?*

— **JM** : Je ne sais pas qui choisir… Laurent Alexandre par exemple, qui a écrit des livres sur le sujet du transhumanisme, comme *La mort de la mort*… C'est aussi le fondateur de Doctissimo et il a lancé une entreprise travaillant sur le séquençage du DNA, « DNA vision » qui est basée en Belgique. Il représentait à une certaine époque les ardents propagandistes du mouvement transhumaniste en France, avec des gens comme le philosophe Luc Ferry…

— *Avec plus ou moins de bonheur pour ce dernier, quant aux conséquences de son engagement pour la cause transhumaniste.*

— **JM :** (*rire*) Oui, il aurait dû rester dans le cadre défini d'une certaine « philosophie », plus classique, disons… platonicienne… et à cet égard c'est ou ce fut un philosophe compétent

*— Mais l'explosion des connaissances, les progrès «fulgurants des sciences», par quoi se traduisent-ils exactement ? Car, pour le commun des mortels, et c'est le cas de le dire, on meurt toujours… et la recherche sollicite toujours des fonds.*

— **JM :** Je constate que cette augmentation des connaissances dont se targuent les propagandistes que je cite plus haut n'a pourtant conduit qu'à très peu de traitements nouveaux des grandes maladies neurodégénératives, comme la maladie d'Alzheimer ou la maladie de Parkinson. Il y a bien des traitements et des protocoles qui sont en place, mais cela reste des traitements palliatifs, particulièrement pour la maladie de Parkinson, d'ailleurs. Mais pour le mouvement lié au transhumanisme, pourtant, l'idée est que l'Humanité va très prochainement franchir une étape d'importance et se transformer radicalement : la mort serait bientôt abolie. J'ai assisté à un débat un jour, où j'ai entendu dans l'amphithéâtre, que l'enfant qui vivra 300 ans était peut-être déjà parmi le public ! C'est ce genre de choses qui m'a conduit à écrire ce livre, avec ma coautrice Danièle Tritsch et qui s'intitule : *Ça va pas la tête ?* (Belin Éditeur) dont le sous-titre traduit plus clairement notre opinion : *L'imposture du Transhumanisme*. Nous voulions aborder les aspects biologiques et médicaux qui auraient pu apporter (ou pas !) un soutien à ce mouvement, le transhumanisme, plus que la dimension philosophique liée à cet aspect ultra libéral qui est vendue. Et la grande question était la suivante : existe-t-il un laboratoire transhumaniste en France ou en Europe ? Et la réponse était non. Le transhumanisme vu sous cet angle médical et biologique nous apparaissait donc comme étant une coquille vide, les géosciences se déroulant dans des laboratoires (trop peu nombreux) qui appliquent la méthodologie scientifique générale.

*— Mais aux États-Unis, des géants financiers comme Google ont pourtant fondé des laboratoires.*

— **JM :** Oui, cela complique les choses d'ailleurs… Vous faites référence à Calico[1] ?

— *Oui, tout à fait.*

— **JM :** Si Calico n'affiche pas ses prétentions transhumanistes ouvertement, et ses chercheurs publient leurs travaux régulièrement, dans de très bonnes revues ; pourtant l'un de ses dirigeants, jouant un rôle important dans Google, monsieur Kurt Weil, s'est fait le propagandiste de ces théories transhumanistes. Ce qui a pour effet de parasiter le message des biologistes de l'entreprise. Donc il y a une contradiction entre Calico qui respecte les règles de la médecine et de la science par la preuve et la propagande faite par certains membres du groupe Google, avec les moyens de diffusion que l'on connaît. Nous, nous nous sommes intéressés à ce sujet particulièrement parce qu'il touchait le vieillissement et plus précisément le vieillissement du cerveau et qu'il y avait un tel contraste entre l'absence de retombées thérapeutiques des recherches très importantes en neurosciences et ces promesses à teneur « propagandiste »… qui pour l'instant n'ont pas été tenues d'ailleurs… il n'y a aucun laboratoire qui s'intitule « laboratoire transhumaniste ». Mais l'association française transhumaniste existe pourtant bel et bien. Et cette association française transhumaniste est pilotée par un Belge, Didier Coeurnelle, et un Français, Marc Roux. Mais c'est du transhumanisme soft. Ce qui veut dire qu'il ne s'aligne pas complètement sur le transhumanisme hard américain. L'AFT n'est pas dans ces délires d'éternité revendiqués. Le propos serait plutôt d'aider la science, et d'affirmer qu'il va y avoir très prochainement une révolution de la longévité. Que l'espèce va vivre beaucoup plus longtemps grâce aux progrès de la science ! Mais finalement, ils font surtout du commentaire partisan…

---

[1] Calico est une société de biotechnologie fondée en 2013 par Google dans le but de lutter contre le vieillissement humain et ses maladies associées, avec pour projet déclaré de « tuer la mort ». Installée dans le complexe Google X Lab, la société est dirigée par Arthur Levinson, un biologiste siégeant au Conseil d'administration d'Apple, du laboratoire pharmaceutique Hoffmann-La Roche et ancien dirigeant de l'entreprise de biotechnologie Genentech. Le nom Calico est un acronyme de California Life Company.

Par exemple, si un scientifique sort un résultat de biologie du vieillissement, qui dit que, sur un organisme modèle, une souris par exemple, on a augmenté la longueur de la longévité de 30 % en mutant tel ou tel gène ou en donnant tel ou tel produit, ils voient là la démonstration qu'on peut progresser dans le sens du transhumanisme. Ce type d'organisation agit comme une moule accrochée à un rocher. Le rocher c'est la science, et eux, ils y sont accrochés et se contentent de commenter certains des résultats apportés par les « vrais » biologistes du vieillissement… Le problème vu par eux de l'extrême longévité, et surtout de l'immortalité, c'est que ce sont des thématiques sur lesquelles ce mouvement n'apporte aucun résultat probant obtenu selon la méthode scientifique. En science, si vous prédisez l'immortalité, c'est que vous avez la possibilité de tester des hypothèses sur ce sujet. Sinon, tout cela n'a aucun sens, au moins scientifique.

*— Quoi qu'il en soit, qu'il soit « soft » ou « hard », le mouvement transhumaniste prospère et lève des fonds conséquents…*

**— JM :** Oui, et c'est surprenant… La forme américaine reste extrémiste par rapport à la forme transhumaniste européenne plus soft ; mais dans les deux cas, nous attendons les résultats. Or, il n'y a aucune preuve de démonstration et même à l'inverse, il y a eu des études qui ont été faites par des épidémiologistes, des études qui soulèvent des débats utiles, mais qui ont pourtant été faites sérieusement. Il y a des gens qui pensent qu'il y a une limite supérieure à la longévité, même en bonne santé. Mieux traiter les maladies liées à l'âge va certes mécaniquement faire augmenter l'espérance moyenne de vie. De même que d'avoir fait disparaître la mortalité infantile au siècle dernier est ce qui a été à l'origine de l'augmentation importante de l'espérance de vie moyenne, puisque tous ceux qui mouraient avant 3 ans jusque-là, par définition, survivaient… et plus longtemps… Mais la conséquence directe, c'est qu'il y a maintenant une population âgée importante. Ces études épidémiologiques sérieuses ont été faites sur un vaste panel et suggèrent que le vieillissement s'accompagne d'une « usure biologique », et qu'on ne peut pas vivre plus qu'une certaine limite physiologiquement permise, qui se situerait autour de 125 à 130 ans.

**— JM :** À mon sens, oui, effectivement. On peut distinguer des étapes dans le projet transhumaniste ou même dans le projet d'allongement de l'espérance de vie qui permettent de distinguer l'homme préservé, l'homme réparé, l'homme augmenté et le post-humain. Le projet transhumaniste partage certaines étapes avec la médecine et la recherche académique mais sans apporter des résultats concrets, uniquement des commentaires orientés. Pour l'homme préservé, cela consiste simplement à dire qu'en adoptant des règles et des habitudes de vie saines, on va augmenter son espérance de vie. C'est-à-dire ne pas favoriser des bourreaux du corps humain, qui sont traitables, ou évitables, nous en avons déjà parlé, qui sont par exemple l'hypertension artérielle, le diabète, etc. Ces attitudes préventives vont entraîner un allongement de l'espérance de vie moyenne parce qu'il y aura moins de décès liés à ces causes. Pour l'homme réparé, il y a deux types de réparations. Si vous mettez des lunettes, vous êtes déjà un homme réparé. Un stade ultérieur est d'utiliser des prothèses plus ou moins sophistiquées. Cela étant, il y a une étape plus intéressante et sophistiquée, c'est-à-dire d'agir directement sur les processus biologiques, pour réparer les organes par exemple par les cellules souches ou des thérapies cellulaires. Survient ensuite le stade de l'homme augmenté : c'est modifier et augmenter les performances d'un sujet donné par des manipulations. Qui ne sont pas forcément génétiques : changer l'acuité visuelle par une opération sur le cristallin, par exemple. Le chercheur français Grégoire Courtine qui travaille à Lausanne à l'École Polytechnique, et qui est un très bon scientifique, a réussi à faire remarcher partiellement des patients paraplégiques. Il implante des électrodes de stimulation sur des sujets qui ont des lésions de la moelle épinière et il a commencé par 10 ans de travaux chez le rat lésé. Ensuite, il a aussi implanté des électrodes intracérébrales, et avec 3 ans de rééducation complémentaire pour les patients, il a obtenu que des gens qui étaient condamnés au fauteuil par la médecine traditionnelle, puissent à nouveau faire quelques pas… mais même à ce stade, l'homme réparé ne reste que partiellement réparé, bien que ce « réparé partiel » traduise une étape qui est pourtant un grand pas pour ceux qui sont condamnés au fauteuil… Mais ce n'est pas là une restitution intégrale des capacités de départ du patient. Mais en tout cas, ces travaux font partie de la science. Toutes les choses que l'on voit se faire en ce moment sur les implants cérébraux sont aussi très progressistes. Par exemple, Elon Musk vient d'obtenir l'autorisation de faire des essais sur des humains, mais uniquement sur des gens dont le cerveau est très lésé. Donc on espère récupérer des enseignements de ces essais. Je pourrais dire que ceci ne s'éloigne pas trop de la science, nous en sommes à la frontière, là où des gens s'essayent, avec parfois des échecs. L'homme augmenté partage les traits communs avec l'homme réparé, mais est différent sur le fond puisqu'avec des technologies comparables aux précédentes, les projets visent à augmenter les capacités au-delà des capacités « normales » d'un être humain ; relativement peu de travaux sont menés sur ces sujets qui posent des problèmes éthiques évidents mais peuvent être un jour extrapolés à partir des techniques de réparation…

*— Oui, pour le grand public, ce type de travaux est plus proche de l'expérimentation scientifique que d'un courant de pensée lambda. Nous sommes loin du posthumanisme avec cet exemple.*

**— JM :** Après, avec la notion de posthumain, c'est là où les transhumanistes déraillent complètement…

*— Sur l'idée que l'on puisse un jour désincarner l'Humanité ?*

**— JM :** Oui, et pour résumer l'idée en quelque chose de très simple, ils partent du postulat que l'Humanité parviendra un jour à télécharger tout le cerveau d'un individu dans une puce et donc que cet individu continuera « post mortem » à avoir une espèce d'existence virtuelle…

*— C'est un thème de science-fiction qui court depuis des années…*

**— JM :** Oui et ce thème est récurrent chez les transhumanistes… Beaucoup se disent que ça va être possible du fait des progrès fantastiques de l'intelligence artificielle, etc. C'est vrai que l'intelligence artificielle fait des progrès fantastiques, mais il y a encore des limites… imaginez que l'on puisse télécharger un cerveau humain dans une puce, ce qui est loin, très loin d'être fait, qu'on puisse reproduire par des neurones artificiels, par l'intelligence artificielle, un fonctionnement à peu près identique à celui d'un cerveau humain ; tout ceci est encore du domaine de la fiction mais imaginons qu'on y arrive : eh bien ce qu'on aura construit c'est un cerveau moyen, c'est-à-dire sans sa singularité qui s'exprime dans des productions conscientes ou inconscientes qui font qu'un être humain est singulier par rapport à un autre, et à ce moment-là, on tombe dans un problème qui est un énorme obstacle biologique… Car on ne sait rien ou très peu de choses des bases biologiques de cette singularité sur ce qui fonde la singularité d'un individu donné, alors la reproduire sur une puce…

*— Oui, alors de là à désincarner une personnalité…*

**— JM :** Ce qui est intéressant en revanche, c'est que les biologistes commencent à s'attaquer à des sujets qui étaient jusqu'alors plus du domaine de la philosophie… Qu'est-ce qui caractérise un être ? Qu'est-ce qui fait la singularité d'un individu ? On pense que c'est deux choses : d'une part le système immunitaire qui est modulable et qui permet de distinguer le soi et le non-soi, et d'autre part le cerveau. Parce que si macroscopiquement tous les cerveaux se ressemblent, il y a une variabilité indéniable qui se niche au cœur du cerveau dans la complexité des centaines de milliards de synapses du cerveau d'un individu donné, construit par son histoire de vie propre. Mais on ne sait toujours rien ou presque de ce qui fait que le cerveau d'untel est différent d'un autre. Ils ont des réseaux qui ont l'air voisins, mais qui sont complètement différents.

*— C'est purement philosophique au départ de l'idée…*

**— JM :** Et c'est une idée sur laquelle des gens travaillent depuis 2 000 ans. Maintenant, des biologistes, en espérant qu'ils restent modestes, tentent d'apporter un éclairage nouveau sur le sujet. Par exemple pour répondre au problème de la personnalité, qui siègerait dans le cerveau, on sait distinguer des typologies particulières. Probablement liées à cette notion de personnalité.

— **JM** : Il y a un génome qui s'exprime dans la conception. La régulation de l'expression des gènes se fait, on le sait maintenant, par des gènes régulateurs et c'est là-dessus qu'agit l'environnement. Tout n'est pas inné. Il y a une interaction des deux, l'inné et l'environnemental. Un même environnement avec des gens qui ont des gènes légèrement différents va produire des actions différentes. Et en plus, la variété des environnements peut être très grande.

— *Donc en conclusion, Professeur ?*

— **JM** : Ce que je veux dire, c'est que ces idées qui ont traversé l'histoire de l'Humanité, celle de l'éternelle jeunesse et de la longévité, voire de l'immortalité, ont été finalement reprises à la lueur d'une pseudomodernité par des gens qui sortent des cadres de la science. Et lorsqu'ils prétendent prendre à leur compte les progrès cumulatifs de différentes sciences, sans respecter la démarche scientifique, ça n'augure rien de bon. Cela fait 40 ans que de gros laboratoires pharmaceutiques dépensent des milliards d'euros pour « nourrir » des échecs thérapeutiques sur le traitement des maladies neurodégénératives notamment. Et ce n'est pas fini. Il n'est pas interdit d'avoir des hypothèses, même les plus folles, mais les hypothèses scientifiques sont des hypothèses qui doivent être testées dans un délai de temps raisonnable. Il faut faire attention aux dérives des transhumanistes et se méfier des promesses pernicieuses et argumentées par une pseudoscience.

— *Beaucoup d'observateurs intellectuels et littéraires, dont je fais partie, mettent le transhumanisme au niveau de la mégalomanie et du fantastique… Merci de vous être prêté au jeu de cet entretien, Professeur.*

# XII

## Les biotechs pour vivre longtemps en bonne santé

*Entretien avec Stanislas Veillet*

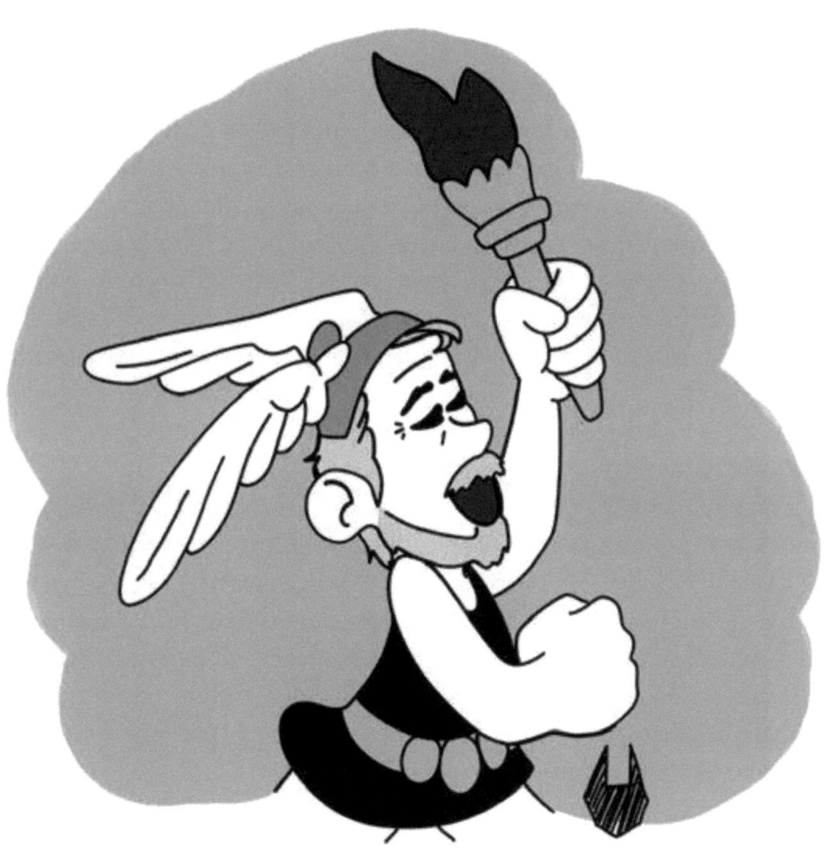

*— On a vu tout au long des chapitres de ce livre, que le vieillissement de la population va entraîner une explosion des maladies liées à l'âge dans les prochaines années et de la demande de traitements efficaces pour éviter ou retarder la dépendance. Mais quelle est l'importance de la recherche médicale et biotech dans ce domaine de la longévité ?*

**— SV :** Il y a un déficit d'investissement dans la recherche en biologie du vieillissement et dans le développement de traitements des maladies liées à l'âge. Globalement, les sociétés de biotechnologie ou les laboratoires pharmaceutiques, comme la recherche académique ou les pouvoirs publics ne se mobilisent pas assez pour pouvoir faire face au vieillissement de la population en France et dans le monde. Nous ne pouvons que constater que les financements privés s'orientent principalement dans le développement de traitements des cancers ou des maladies génétiques rares, qui capturent plus de 50 % des investissements. Pourtant nous l'avons vu tout au long de ce livre, les maladies liées à l'âge touchent une partie croissante de la population mondiale. Le vieillissement de la population constitue une véritable bombe démographique, avec son corolaire, l'explosion du nombre de personnes âgées atteintes de maladies liées à l'âge, devenues handicapées et dépendantes et sans traitement.

*— Pourquoi en est-on arrivé là, alors que l'explosion du nombre de patients atteints de maladies liées à l'âge était prévisible depuis plusieurs dizaines d'années ?*

**— SV :** L'intérêt des chercheurs et des médecins pour le vieillissement et les maladies liées à l'âge est en fait très récent, au regard de la connaissance séculaire que l'on a des maladies de l'enfant, en particulier les maladies infectieuses, ou des jeunes adultes, en particulier les maladies chroniques comme les maladies cardiovasculaires ou le diabète. Par exemple, la sarcopénie n'a été décrite pour la première fois qu'en 1989, et n'a été classée par l'OMS comme un syndrome gériatrique pouvant ainsi être diagnostiqué et traité qu'en 2017, alors qu'elle touche plus de 30 millions de patients dans le monde ! Comme il faut plusieurs dizaines d'années pour conduire les recherches sur la maladie permettant de développer des traitements efficaces, il est presque normal qu'aucun médicament ne soit encore disponible pour la sarcopénie. Dans la maladie d'Alzheimer ou la DMLA, les premiers médicaments viennent d'arriver sur le marché, depuis quelques années seulement, mais sont encore très peu efficaces, avec de nombreux effets secondaires malheureusement…

*— Pourtant, ce secteur de recherche va devenir primordial dans les années à venir, ne serait-ce qu'à cause du vieillissement général de la population mondiale !*

**— SV :** Tout à fait, d'autant que la médecine générale tend à s'effacer au profit de la gériatrie comme vous l'a expliqué le professeur Jean Mariani. Et les gériatres ou neurologues, qui prennent en charge ces patients ont un besoin urgent de médicaments efficaces pour pouvoir traiter leurs patients le plus tôt possible, dès que le diagnostic de la maladie est posé, pour espérer ralentir voire bloquer sa progression. Aujourd'hui, malheureusement, le patient atteint d'une maladie liée à l'âge, n'a aucun espoir de guérison, et sait qu'il terminera sa vie handicapé et dépendant, probablement dans un EHPAD. Et le plus fou, c'est que le spectre des maladies liées au vieillissement n'est pas encore considéré comme une priorité.

*— Ce 24 novembre 2023, une loi sur le vieillissement, la loi « Bien Vieillir », est à l'étude au Parlement de notre pays. Un texte amélioré qui fait suite aux lois de 2015 et 2022.*

**— SV :** Oui, mais au final, cette nouvelle loi ne changera pas grand-chose à court ou moyen terme pour les patients car elle manque significativement d'ambition par rapport aux enjeux médicaux et sociétaux… De plus, elle ne s'occupe que des conséquences du vieillissement et de la dépendance, et non des causes, c'est-à-dire des maladies liées à l'âge. La dépendance des séniors est un tel sujet, remettant en cause notre modèle social, que le gouvernement en oublie de dégager des moyens supplémentaires pour améliorer la prise en charge médicale des patients. L'ensemble des textes de loi concernant le vieillissement en France porte avant tout sur la condition sociale des séniors et sur la prise en charge de la dépendance, en particulier du financement et des conditions d'accueil dans les EHPAD, sans évoquer le nécessaire investissement dans la recherche et le développement de nouveaux traitements…

*— J'ai lu qu'en 2020, le nombre de personnes âgées de 60 ans et plus dans le monde a dépassé celui des enfants de moins de cinq ans.*

**— SV :** C'est tout à fait exact. C'est le constat qu'a fait récemment l'Organisation mondiale de la santé (OMS). Le nombre des personnes âgées de 80 ans et plus devrait, pour sa part, tripler entre 2020 et 2050 pour atteindre 426 millions. D'ici à 2030, une personne sur six dans le monde aura 60 ans ou plus. Dans le même temps, la population âgée de 60 ans et plus passera de 1 milliard de personnes en 2020 à 1,4 milliard.

*— Ces chiffres sont assourdissants, mais ce qui l'est plus encore, c'est l'inertie des pouvoirs publics ! Ce que je constate, c'est que le crédit accordé aux sociétés de biotechnologie par les pouvoirs publics est ridicule, quand il touche le sujet qui nous préoccupe : les maladies liées à l'âge. J'ai aussi noté que la plupart de vos investisseurs, j'entends par là le gros des investisseurs, émanent du secteur privé.*

**— SV :** C'est tout à fait exact, les maladies liées à l'âge ne sont pas encore considérées comme une catégorie à part entière, contrairement par exemple aux maladies pédiatriques, pour lesquelles un cadre réglementaire spécifique existe en Europe et aux États-Unis, contraignant les biotechs ou les laboratoires à adapter les médicaments aux enfants et permettant de stimuler et accélérer la recherche, en particulier dans les maladies pédiatriques rares. Ce qui est le plus énervant, ce que c'est presque considéré comme normal d'être malade quand on vieillit. On part du principe qu'il n'y a pas de traitement pour ces maladies et que la médecine est globalement impuissante.

*— Nous avons abordé cet aspect quasi philosophique des choses avec le professeur Mariani. Vieillesse égal maladie, et aller contre l'idée est presque tabou. C'est un*

*peu comme si l'on voulait dissimuler les affres de la vieillesse, et presque ne pas y penser…*

— **SV :** Je suis assez d'accord avec l'idée que ce principe est établi. Et bien établi dans notre société. Ce qui me choque le plus, c'est qu'il n'y a aucune anticipation au phénomène que nous venons de décrire. Même dans la recherche médicale et académique, où des chapelles se sont édifiées au cours du temps : la recherche scientifique et médicale sur ces maladies n'est en fait la responsabilité de personne, car elle est noyée dans toutes les disciplines (neurosciences, physiologie, immunologie…) ou spécialités médicales (neurologie, endocrinologie, cardiologie, ophtalmologie…). Il me paraît pourtant extrêmement important de concentrer des efforts de recherche significatifs sur la biologie du vieillissement pour explorer les mécanismes moléculaires et cellulaires en œuvre et de bien connaître la physiopathologie des maladies liées à l'âge. Depuis une vingtaine d'années, nous tirons la sonnette d'alarme, mais cela ne déclenche pas de réactions véritables des pouvoirs publics à la hauteur des enjeux, même si on peut signaler la création récente de l'Institut Hospitalo-Universitaire (IHU) dédié aux Gérosciences à Toulouse appelé HealthAge et auquel nous sommes associés.

*— On ne peut être que d'accord avec ce que vous avancez, d'autant que la situation peut rapidement dégénérer… La pandémie du COVID-19 a mis en avant, ou plutôt mis en exergue le fait que les capacités d'accueil des hôpitaux sont extrêmement limitées. Et on ne peut que constater, surtout quand on est confronté à la situation avec des personnes de notre famille, que les placements en EHPAD sont de plus en plus compliqués, faute de place également.*

— **SV :** En effet. Plus de 20 000 séniors, dépendants et fragiles, sont sans doute morts en EHPAD pendant la pandémie de COVID-19, alors qu'ils ont développé des symptômes fulgurants de détresse respiratoire… Aujourd'hui, les campagnes de vaccination contre le COVID-19, ou la grippe, leur sont principalement destinées. Cependant, l'état des lieux que nous venons de faire ne doit pas nous faire oublier les bonnes nouvelles et les perspectives. De plus en plus de laboratoires académiques et de biotechs s'intéressent au vieillissement et tentent de mettre au point de nouveaux traitements, en particulier aux États-Unis. On a vu les premiers médicaments permettant de traiter la DMLA, première cause de cécité chez les plus de 50 ans, arriver sur le marché il y a quelques années, même s'ils ne permettent pas réellement de stopper le processus dégénératif sous-jacent et de perdre la vue progressivement. Mais toujours aucun traitement de la sarcopénie en vue, à l'exception de notre candidat-médicament, RUVEMBRI, qui pourrait être sur le marché dans quatre ans au plus tôt si nous trouvons les financements nécessaires à la phase 3. Le financement du développement des médicaments dans les maladies liées à l'âge, en particulier les phases 3, très longues (plusieurs années d'étude clinique) et coûteuses (plus de 100 M€), est en effet le point critique aujourd'hui. Les biotechs ne peuvent les financer que si elles sont cotées au NASDAQ, et que les marchés sont porteurs, et souvent ce n'est pas suffisant, elles doivent trouver un laboratoire pharmaceutique de taille mondiale capable de co-financer ces développements, qui commercialisera ensuite le médicament.

*— Les États-Unis ont toujours eu quelques longueurs d'avance sur la vieille Europe, quel que soit le domaine. Et, j'ai l'impression qu'en Europe et en France, nous aurions tendance au surplace.*

**— SV :** Nous sommes effectivement à la traîne en France en raison du manque de capitaux privés pour développer jusqu'à la mise sur le marché les nouveaux candidats-médicaments. Passer de la start-up biotech à la société biopharmaceutique nécessite des quantités monstrueuses de capital que l'on trouve presque exclusivement aux États-Unis aujourd'hui. C'est encore plus vrai dans le développement de médicaments dans les maladies liées à l'âge neurodégénératives comme la maladie d'Alzheimer. Une société de biotechnologie américaine vient d'obtenir l'autorisation de mise sur le marché d'un nouveau candidat-médicament. C'est une première depuis 20 ans. Évidemment, ce candidat-médicament n'est pas encore autorisé en Europe.

*— Pour quels résultats ?*

**— SV :** Ce candidat-médicament élimine les plaques séniles amyloïdes et réduit le déclin cognitif des patients Alzheimer d'environ un an. La création de ce candidat-médicament est basée sur des hypothèses qui ne sont pourtant pas récentes ! Ces hypothèses de recherche ont été formulées il y a déjà plus de 90 ans par le professeur Paul Divry à l'Université de Liège qui a le premier décrit ces plaques séniles.

*— Mais pour quel type d'Alzheimer ? Car nous l'avons lu dans différents entretiens, notamment avec le professeur Lafont ou le professeur Mariani, il n'y a guère que l'Alzheimer dit génétique qui jusqu'ici a été étudié !*

**— SV :** Il faut bien comprendre, par rapport à Alzheimer, qu'il y a quelques mécanismes génétiques fondamentaux, responsables effectivement de ce que l'on appelle l'Alzheimer « héréditaire », qui représente moins de 5 % des cas, par rapport à l'Alzheimer dit « sporadique », largement prévalent, qui est multigénique (plus de 70 gènes ont été identifiés associés à la maladie) et multifactoriel avec des facteurs de risque multiples, en premier lieu : l'âge.

*— Ce qui complique encore davantage les choses… De multiples facteurs, de multiples causes et de multiples raisons…*

**— SV :** S'il était simple de décrypter une maladie et d'en produire un traitement, la recherche n'aurait pas lieu d'être. Ça commence tout simplement par là. Que ce soit pour les maladies neurodégénératives liées au vieillissement neurodégénératif comme la maladie d'Alzheimer, la DMLA, ou les autres comme la sarcopénie, il est impératif que l'État cesse de faire l'autruche et priorise les recherches en fonction du besoin médical de la population au-delà des phénomènes de mode ou des lobbys.

*— Vous pensez au téléthon et son « orchestre » télévisuel et à la myopathie, par exemple, relayée par le star-system et les médias nationaux ?*

**— SV :** Oui, par exemple. On ne peut qu'admirer d'ailleurs l'efficacité d'une association de parents comme l'AFM (Association Française de Myopathie), qui depuis plus de 50 ans se bat pour mobiliser les pouvoirs publics et les citoyens pour trouver des traitements aux enfants atteints de maladies génétiques pédiatriques, avec les premiers succès ces dernières années dans le traitement par thérapie génique de la myopathie de Duchenne ou de l'amyotrophie spinale. Néanmoins, il y a un décalage vertigineux entre le nombre de patients atteints de ces maladies génétiques, rares par définition, et le nombre de patients handicapés atteints de maladies liées à l'âge. On parle de 200 000 enfants atteints de myopathie de Duchenne dans le monde, comparé aux 30 millions de séniors atteints de sarcopénie… Il faudrait au fond que les familles de patients atteints de maladies liées à l'âge, et les patients eux-mêmes, se mobilisent comme a pu le faire l'AFM en France pour mobiliser les citoyens, alerter les pouvoirs publics, lever des fonds privés pour stimuler la recherche de traitement et faire évoluer la réglementation pour accélérer la mise sur le marché de traitements innovants.

*— Les délais d'autorisation de mise sur le marché d'un candidat-médicament sont une doléance que je retrouve tout au long des entretiens que nous avons menés pour ce livre. Ce qu'il est évident de supposer, même pour quelqu'un qui est peu informé sur les démarches légales que doivent accomplir les biotechs pour la mise au point d'un traitement, c'est que ce délai est beaucoup trop long.*

**— SV :** En effet, ces délais sont beaucoup trop longs – au moins 10 ans de développement clinique sans compter la recherche en amont, au moins 5 ans – ils ne prennent pas en compte la spécificité des maladies liées à l'âge et ne favorisent donc pas la mise sur le marché de nouveaux traitements. La mobilisation de l'AFM et d'autres associations de parents aux États-Unis, comme la MDA (Muscle Dystrophy Association) a permis de faire évoluer la réglementation en créant le statut de médicament orphelin, qui a véritablement permis de stimuler l'innovation et d'accélérer la mise sur le marché de thérapies géniques. On a pu voir aussi que pendant la pandémie de COVID-19, les États pouvaient accélérer les autorisations de mise sur le marché en mettant en place des dispositifs réglementaires adaptés à l'urgence de la situation : cela a permis de mettre sur le marché les vaccins à ARN des biotechs Moderna et BionTech, qui sans ces dispositifs seraient restés dans les laboratoires des années de plus… Il faut que les pouvoirs publics prennent acte de la bombe démographique liée au vieillissement et de l'urgence médicale et proposent de mettre en place rapidement un statut spécifique pour les médicaments destinés aux séniors, par exemple un statut de médicament « orphelin sénior », et accélérer les autorisations de mise sur le marché, en mobilisant le même type de dispositifs d'urgence que pendant la crise du COVID-19.

*— Force est de constater que nous sommes dans une situation d'urgence qui n'est pas encore reconnue. C'est là que le candidat-médicament de Biophytis intervient… Merci pour toutes ces précisions, Stanislas. Et nous souhaitons que vous puissiez mettre sur le marché rapidement RUVEMBRI pour traiter les insuffisances respiratoires causées par le COVID-19 ou la grippe, et que la fameuse phase 3 dans la sarcopénie que vous abordez en ce moment même soit couronnée de succès.*

# Remerciements

Nous souhaitons remercier chaudement les nombreux collaborateurs, administrateurs et conseillers de Biophytis qui ont accompagné cette aventure depuis la création de la société en 2006.

Nous avons bénéficié du soutien sans faille de Sorbonne Université, permettant à Biophytis de se développer en son sein grâce à un environnement scientifique et médical unique.

Il est impossible de citer tous les chercheurs et médecins qui ont contribué aux programmes de recherche et développement clinique de Biophytis, en particulier au sein de l'Institut de Biologie Paris Seine, et dans le cadre de collaborations avec l'Institut de Myologie, l'Institut de Cardio-métabolisme et Nutrition et l'Institut de la Vision de Sorbonne Université que nous remercions sincèrement.

Le développement d'une biotech comme Biophytis nécessite le soutien sans faille des actionnaires de Biophytis, malgré les aléas des marchés financiers et le risque inhérent au développement d'un médicament comme RUVEMBRI, qu'ils soient fonds d'investissements ou actionnaires individuels, en France, en Europe ou aux États-Unis, que nous remercions tout particulièrement.

Enfin, la patience de nos familles et de nos proches nous a permis de démarrer et poursuivre cette aventure qui, nous l'espérons, contribuera au bien vieillir auquel nous aspirons tous.

# Bibliographie


Anton S.D., Cruz-Almeida Y., Singh A., Alpert J., Bensadon B., Pahor M. Innovations in Geroscience to enhance mobility in older adults. *Experimental Gerontology* (2020) 142 : 111123.
https://doi.org/10.1016/j.exger.2020.111123

Atanasov A.G., Zotchev S.B., Dirsch V.M., the international Natural Product Sciences Taskforce, Supuran C.T. Natural products in drug discovery: advances and opportunities. *Nature Reviews/Drug Discovery* (2021) 20 (3) : 200-216. DOI : 10.1038/s41573-020-00114-z

Boué-Grabot E., Bockaert J., Lafont R., La communication cellulaire – Un monde de récepteurs biologiques. *Éditions Matériologiques*, (2021).
https://materiologiques.com/fr/sciences-philosophie/317-la-communication-cellulaire-un-monde-de-recepteurs-biologiques-9782373612660.html

Chazaud B. Cellules satellites et cellules souches musculaires. *Cahiers de Myologie*, (2018) 17 : 11-14.
https://www.cahiers-myologie.org/articles/myolog/pdf/2018/01/myolog201817p11.pdf

David B. Substances naturelles et chimie durable. Les substances naturelles végétales et l'industrie pharmaceutique. *L'Actualité Chimique* (2021) N°462 : 9-15.
https://www.academie-sciences-lettres-toulouse.fr/wp-content/uploads/2021/05/2-2021-Substances-naturelles-et-Industrie-Pharma.pdf

Dinan L., Dioh W., Veillet S. Lafont R. 20-Hydroxyecdysone, from plant extracts to clinical use: Therapeutic potential for the treatment of neuromuscular, cardio-metabolic and respiratory diseases. *Biomedicines* (2021) 9 : 492. https://doi.org/10.3390/biomedicines9050492

Dinh-Xuan In « Sénescence cellulaire & maladies respiratoires », Société de Pulmonologie de Langue Française)
https://splf.fr/une-meilleure-connaissance-de-la-senescence-cellulaire-vieillir-en-bonne-sante-sans-etre-immortel/

Dioh W., Chabane M., Tourette C., Azbekyan A., Morelot-Panzini C., Hajjar L.A., Lins M., Nair G.B., Whitehouse T., Mariani J., Latil M., Camelo S., Lafont R., Dilda P.J., Veillet S., Agus S. Testing the efficacy and safety of BIO101, for the prevention of respiratory deterioration, in patients with COVID-19 pneumonia (COVA study) : a structured summary of a study protocol for a randomized controlled trial. *Trials* (2021) 22 (1) : 42. DOI: 10.1186/s13063-020-04998-5

Dioh W., Tourette C., Del Signore S., Daudigny L., Dupont P., Balducci C., Dilda P.J., Lafont R., Veillet S. A phase 1 study for safety and pharmacokinetics of BIO101 (20-hydroxyecdysone) in healthy young and older adults. *Journal of Cachexia, Sarcopenia and Muscle* (2023) 14 (3) : 1259-1273. DOI: 10.1002/jcsm.13195

Kim E.-C., Kim J.-R. Senotherapeutics: emerging strategy for healthy aging and age-related disease. *BMB Reports* (2019) 52 (1) : 47-55. DOI: 10.5483/BMBRep.2019.52.1.293

Lafont R., Balducci C., Dinan L. Ecdysteroids. *Encyclopedia MDPI* (2021a) 1 : 1267-1302. https://doi.org/10.3390/encyclopedia1040096

Lafont R., Serova M., Didry-Barca B., Raynal S., Guibout L., Dinan L., Veillet S., Latil M., Dioh W., Dilda P.J. 20-Hydroxyecdysone activates the protective arm of the RAAS via the Mas  receptor. *Journal of Molecular Endocrinology* (2021b) 68 (2) : 77-87. DOI: 10.1530/JME-21-0033

Latil M., Lafont R., Veillet S., DIlda P. Preclinical efficacy of BIO101 on respiratory function in SARS-CoV-2-infected Syrian hamsters. *31st European Congress of Clinical Microbiology & Infectious Diseases* (ECCMID) (2021), 9-12/07/2021.

Liu Y., Weng W., Gao R., Liu Y. New insights for cellular and molecular mechanisms of aging and aging-related diseases: Herbal medicine as potential therapeutic approach. *Oxidative Medicine and Cellular Longevity* (2019), Article ID4598167. https://doi.org/10.1155/2019/4598167.

Lobo S.M., Plantefeve G., Nair G., Cavalcante A.J.,… Morelot-Panzini C. Oral 20-hydroxyecdysone (BIO101), a MAS receptor activator, reduces the combined proportion of respiratory failures or early deaths in adults with severe COVID-19. Findings of a randomized, placebo-controlled, phase 2/3 trial (COVA). *eClinicalMedicine* (2023) (sous presse).

Pardini R.S. Toxicity of oxygen from naturally occurring redox-active pro-oxidants. *Archives of Insect Biochemistry and Physiology* (1995) 29 (2) : 101-118. DOI: 10.1002/arch.940290203.

Sacco A., Belloni L., Latella L. From development to aging: the path to cellular senescence. *Antioxidants and Redox Signaling* (2021) 34 (4) : 294-307. DOI: 10.1089/ars.2020.8071 .

Serova M., Didry-Barca B., Deloux R., Foucault A.-S., Veillet S., Lafont R., Dilda P.J., Latil M. BIO101 stimulates myoblast differentiation and improves muscle function in adult and old mice. *Journal of Cachexia, Sarcopenia and Muscle* (2023), DOI: 10.1002/jcsm.13326

Wang Q., Yan S.-F., Hao Y., Jin S.-W. Specialized pro-resolving mediators regulate alveolar fluid clearance during acute respiratory distress syndrome. *Chinese Medical Journal* (2018) 131 (8) : 982-989. DOI : 10.4103/0366-6999.229890

Yaradou F.D. *Legionella pneumophila* : de la détection dans les réseaux d'eau à l'étude de l'invasion des cellules épithéliales pulmonaires humaines. Thèse, Université Claude Bernard-Lyon 1. (2007) 173 p. https://www.researchgate.net/publication/275098995

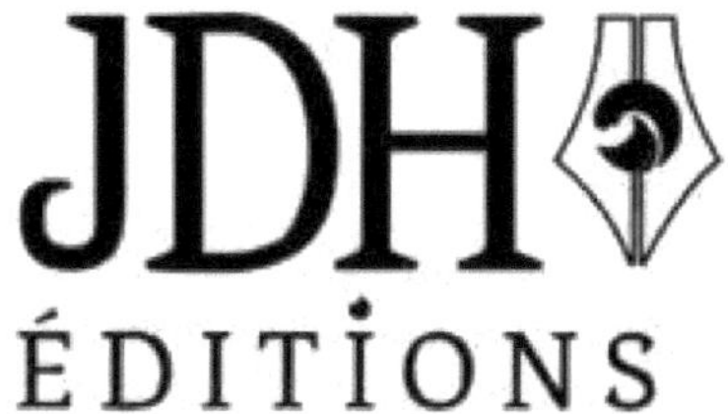

Suivez **JDH Éditions** sur les réseaux sociaux
pour en savoir plus sur les auteurs,
les nouveautés, les projets…

Inscrivez-vous à notre Newsletter sur
**www.jdheditions.fr**
Pour recevoir l'actualité de nos nouvelles
parutions